NOUVELLES RECHERCHES

SUR

LA MEMBRANE HYMEN

ET

LES CARONCULES HYMÉNALES;

Monographie suivie de notes et observations nouvelles,
et accompagnée de figures peintes d'après nature, et de celles tirées
des iconographies anciennes et modernes;

PAR C. DEVILLIERS FILS,

D.-M.-P., médecin du Bureau de bienfaisance et membre de la Société médicale
du 12e arrondissement,
de l'Athénée des arts, sciences et belles-lettres de Paris.

Ne itaque pudeat necessariæ demonstrationis.
(MAURICEAU, *Traité d'accouch.*)

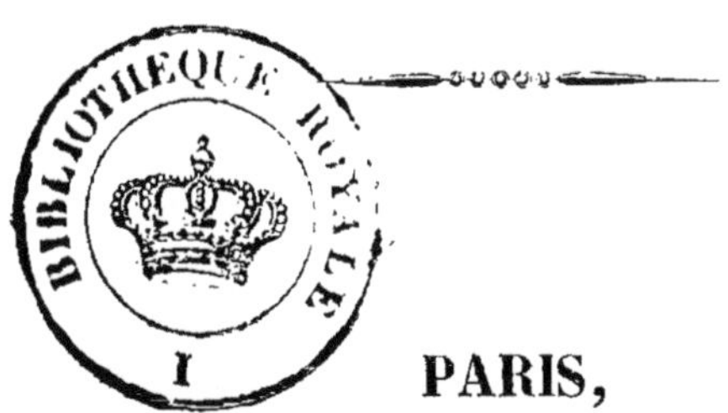

PARIS,

CHEZ BÉCHET JEUNE ET LABÉ,

LIBRAIRES DE LA FACULTÉ DE MÉDECINE,

4, PLACE DE L'ÉCOLE DE MÉDECINE.

1840.

NOUVELLES RECHERCHES

SUR

LA MEMBRANE HYMEN

ET

LES CARONCULES HYMÉNALES

Il y a sans doute quelque témérité de la part d'un jeune praticien à s'avancer sur un terrain aussi rebattu que celui que je vais parcourir ; mais les fréquentes occasions qui se sont offertes à moi d'examiner des individus du sexe féminin à tous les âges, m'ayant fait rencontrer des dispositions particulières dans la membrane hymen et les caroncules myrtiformes, m'ont engagé dans des recherches dont les résultats ne seront peut-être pas sans utilité pour les médecins légistes. Tant en ville que dans les hôpitaux, j'ai pu recueillir au-delà de cent cinquante observations sur des personnes portant le signe physique de la virginité, et un grand nombre d'autres sur des femmes déflorées ; j'ai insisté sur des faits qui avaient passé pour ainsi dire inaperçus jusqu'à ce jour, et dont on retrouve quelques-uns épars dans les auteurs.

anciens et modernes, tout en cherchant à en faire l'application à la médecine légale ; enfin, je me suis efforcé de rendre mon travail aussi complet que possible, en l'accompagnant d'un assez grand nombre de figures peintes par moi-même d'après nature, et destinées à confirmer les faits que j'avance et à faciliter les descriptions.

HYMEN.

Historique. — Il n'est peut-être pas hors de propos de rappeler d'abord succinctement les diverses opinions émises par des anatomistes justement célèbres, sur l'existence de l'hymen et les longues discussions qui se sont élevées à ce sujet. Ce coup-d'œil rétrospectif aura pour but de confirmer quelques-uns des points que j'avance et de faire voir que d'autres ont à peu près échappé à l'observation.

Les anciens devaient admettre l'existence de l'hymen, quoique Hippocrate, Galien et même les disciples de l'école d'Alexandrie n'en aient laissé aucune description. Qu'on se rappelle, en effet, les passages de quelques auteurs latins et cette coutume que les Hébreux avaient consacrée dans les lois de Moïse (1), et qui obligeait de montrer aux vieillards les linges souillés de la nouvelle épouse, et permettait au mari de la répudier, si elle ne pouvait lui donner des preuves sanglantes de sa virginité (coutume que j'ai vue exister encore parmi les Juifs de la régence d'Alger et qu'on retrouve chez certains autres peuples de l'Afrique et de l'Asie), et l'on ne devra pas douter qu'ils aient, non-seulement soup-

(1) Deutéronome, chap. 22.

çonné, mais aussi constaté l'existence d'un obstacle particulier à l'orifice du vagin.

Suivant Portal (1), les Arabes ont parlé de l'hymen avec tant d'obscurité qu'il est difficile de déterminer s'ils l'ont admis ; cependant Avicenne a laissé entendre qu'ils le croyaient composé de veines, et tout le monde sait actuellement que ce peuple, comme tous les Orientaux, a toujours attaché un grand prix à ce signe de la virginité; aujourd'hui on peut en voir une preuve convaincante dans les artifices qu'emploient les marchands d'esclaves pour vendre comme vierges, aux riches Ottomans, des femmes qu'ils ont déjà livrées au poids de l'or à des chalands privilégiés.

Depuis le moyen-âge les anatomistes se sont divisés d'opinion sur l'existence ou la non-existence de l'hymen, sans qu'on sache, dit Bichat, à quoi attribuer un semblable dissentiment.

Les uns ont nié positivement son existence et l'ont regardé comme un être chimérique ou un être de raison; Oribase, Soranus d'Éphèse, Stephanus, sont les premiers qui aient émis cette opinion que d'après eux bien des auteurs, et en particulier des auteurs français, ont soutenue pendant fort long-temps. Ainsi on a vu Varole douter de l'existence de l'hymen et ne le considérer que comme une adhérence des nymphes, Dulaurens comme une maladie organique, Palfyn, Ambroise Paré et de Graaf comme une disposition contre nature, et de Buffon comme un préjugé.

Les autres, en fort grand nombre, qui ont admis son existence, l'ont vu, décrit, et ont publié sur cet organe des ob-

(1) Tables chronologiques d'anatomie et de chirurgie.

servations nombreuses, des traités et des planches. C'est Vésale et non pas Riolan qui mérita de Haller le surnom de *restitutor hymenis;* ce grand anatomiste décrit en effet l'hymen sur une fille de 17 ans et sur une autre de 26. Riolan l'a vu sur un sujet de 14 ans, Smellie sur un de 15, Kulm sur un de 16, Wolf de 18, Diemerbroek de 20, Garengeot de 24, Verrheyen de 25, Morgagni chez des adultes, Guttermann chez des quinquagénaires, Tabarrani chez de vieilles femmes (1), etc., etc. Parmi ceux qui sont plus modernes, il faut citer Gavard (2), qui a fait des recherches spéciales à ce sujet et l'a trouvé chez des fœtus, des enfants nouveau-nés, des filles de 23 à 25 ans, chez une de 50, Bennach qui l'a vu chez une de 60 ans, et M. Orfila chez plus de 200 sujets, M. Al. Devergie qui l'a toujours rencontré chez les enfants nouveau-nés et chez des filles d'âges différents, dont une avait 65 et l'autre 72 ans. Enfin, Osiander, Dessault, Cuvier, Bichat, Meckel, Boyer, Fodéré, Hipp. et J. Cloquet, etc., etc., admettent l'existence de l'hymen, les uns comme constante, les autres comme n'ayant pas lieu dans tous les cas.

Si l'on cherche à se rendre compte de ces divergences d'opinion sur un fait positif et facile à constater, et à savoir pourquoi ce qui était admis par les anciens et a été reconnu par les modernes, a été nié par des anatomistes des quinzième, seizième et dix-septième siècles, on verra qu'à ces différentes époques la science de l'observation anatomique n'était pas encore assez répandue et se trouvait trop entachée d'erreurs pour qu'on osât sortir de la route tracée par

(1) Portal, ouvrage cité.

(2) Traité de Splanchnologie, p. 513.

des noms imposants; les faits étaient annoncés par quelques-uns et admis par tous sans contrôle; ceux même qui firent époque dans la science, et parmi eux Ambroise Paré, se laissèrent entraîner par le torrent général, et virent, on peut le dire, avec les yeux des autres; peut-être aussi cela dépendait-il des circonstances dans lesquelles ils se trouvaient et de l'influence des mœurs de leur époque (1), époque où le libertinage était monté des repaires des ribauds jusqu'au palais des rois de France.

Les opinions n'ont pas moins varié, parmi ceux qui ont reconnu l'existence de l'hymen, quant aux différentes formes qu'il affecte. C'est qu'en effet il offre plusieurs apparences qu'il est utile de connaître, mais dont fort peu se rencontrent d'une manière fréquente, et c'est ce qui l'a fait décrire de tant de façons par les anatomistes.

De Graaf et Bidloo le regardent comme un corps non-indépendant des autres, comme un simple rétrétrécissement de l'orifice vaginal ou un plissement de la muqueuse; le premier auteur donne pourtant une assez bonne figure d'un hymen semi-lunaire chez une fille de vingt-quatre ans. Severin-Pineau, Laurent, Bartholin, Mauriceau, croient qu'il est produit par quatre caroncules réunies au moyen de prolongements membraneux; Portal et d'autres ont suivi leur opinion, et il est vrai que Tollberg et Belloc l'ont vu divisé primitivement en plusieurs lambeaux semblables à des caroncules. Fallope et la plupart des anatomistes modernes le considèrent comme une membrane le plus souvent de forme semi-lunaire, parfois circulaire, placée à l'orifice vulvo-utérin, et dont le bord libre, plus ou moins frangé, plus ou

(1) Fodéré, *Médecine légale.*

moins tendu intercepte une ouverture de grandeur variable. Morgagni lui a vu deux orifices situés latéralement ; M. J. Cloquet a rencontré la même disposition et une autre où les deux orifices étaient, l'un antérieur et l'autre postérieur. Fabrice de Hilden, Viardel, Villette, etc., etc., ont trouvé l'hymen criblé d'une infinité de petits trous; beaucoup d'autres, tels que Diemerbrock, Boeker, Merriman, Chamberlain, Fryer, Denmann, Smellie, Nœgélé, M. Velpeau, etc., ont cité des cas où il formait une cloison complète à l'entrée du vagin de manière à s'opposer à l'écoulement des règles et à déterminer des accidents qui simulaient l'état de grossesse ; on prétend même qu'il affectait cette disposition chez une femme devenue grosse, dont l'orifice utérin s'ouvrait dans le rectum. Willis, Smellie, Legras, Hilden, Millot, J. Vier, Scultet, Beniveni, Ruysch ont vu des hymens doubles et superposés ; ce dernier a été contraint de les inciser pour terminer l'accouchement chez une femme au terme de sa grossesse.

L'hymen, quant à sa structure, a été décrit par Avicenne comme veineux, par Riolan comme charnu, par Piccolhomini comme très-mince et semblable à une toile d'araignée, par Fallope comme nerveux, par J. Berengarius comme rétiforme, veineux, ligamenteux et mince ; par Colombus comme très-épais, par Spigel comme nerveux et charnu, etc., etc. (1). Actuellement nous savons que ce n'est qu'un simple repli de la muqueuse qui tapisse la face interne des lèvres de la vulve et la cavité du vagin, repli d'une épaisseur variable, le plus souvent mince, tendu et parsemé de petits vaisseaux sanguins qui produisent une lé-

(1) De Graaf.

gère hémorrhagie lors de sa rupture. Quelques anatomistes ont distingué une certaine densité sur plusieurs points de son étendue, ce qui leur a fait penser, comme nous l'avons dit, qu'il était formé de caroncules, réunies par des portions de membranes. Il y en a, tels que Vésale, Meckel, M. Velpeau, etc., qui ont reconnu dans son épaisseur même des fibres musculaires.

Telles sont en somme les opinions émises jusqu'à ce jour sur l'existence, les formes et la structure de l'hymen ; tel est le résumé des descriptions variées qu'en ont données les auteurs.

Pour moi je me suis attaché à rechercher non-seulement l'existence plus ou moins fréquente de ce signe physique de la virginité, mais les changements de forme et de direction que lui impriment les différents âges, changements dont, suivant moi, on n'a pas tenu assez de compte, et qui ont dû exercer une grande influence sur la manière dont cet organe a été vu, décrit, et sur les doutes qu'on a émis dans certains cas au sujet de son existence.

Jusqu'à présent j'ai rencontré l'hymen chez tous les fœtus dans les derniers mois de la vie intrà-utérine et chez tous les enfants en bas âge sans exception ; je l'ai très-bien distingué chez des jeunes filles de onze, treize, quatorze, quinze, seize, dix-sept et dix-huit ans ; je l'ai encore trouvé chez d'autres personnes de vingt-trois, vingt-sept, vingt-huit et quarante-trois ans, de cinquante, cinquante-cinq, soixante et soixante-seize ans (1). Mais il offrait des dispositions différentes suivant des circonstances que j'énumérerai plus bas, et principalement suivant l'âge des sujets.

(1) Voir les planches.

Apparence de l'hymen. — En effet, sauf les variétés de forme et de direction, l'hymen paraît en général d'autant plus long, d'autant plus épais, proportionnellement à l'âge, qu'on se rapproche de l'époque de la naissance ; tandis qu'avec les années il semble perdre de sa longueur et de son épaisseur, bien qu'il devienne pour ainsi dire plus apparent et plus facile à distinguer. C'est sans doute ce qui a fait dire d'une manière inexacte à Heisier : « In parvis puellis eam » semper reperi, sed quò magis adolescunt eò plerùmque » magis aboletur et imperfectior aspici solet. » Et à plusieurs observateurs, et entre autres à M. Al. Devergie, que la membrane hymen a peu d'étendue à la naissance et que peu à peu elle prend du développement, surtout vers les années qui avoisinent la puberté, etc.

A la naissance. — Or voici ce que j'ai toujours remarqué : A partir des derniers mois de la vie intrà-utérine et à la naissance, l'enfant présente dans ses parties génitales la conformation suivante : les grandes lèvres, comme on le sait, sont peu développées proportionnellement aux petites et au clitoris qui font saillie à leur commissure antérieure ; en écartant même fort légèrement la postérieure, on découvre deux lambeaux de membrane muqueuse saillants, assez longs, à bords presque égaux, accolés exactement comme deux lèvres, et formant deux crêtes charnues qui représentent assez bien en arrière celles que les nymphes offrent en avant (1). Ces appendices constituent l'hymen à cette période de la vie : ils arrivent jusqu'au niveau de la fosse naviculaire et ne sont jamais plus profonds qu'avant ou après l'âge où je les décris ; car ils sont très-difficiles à distinguer

---

(1) Pl. 1, fig. 1 et 2.

chez les fœtus de quatre mois, parce qu'à cette époque l'hymen et les rugosités du vagin ne font que commencer à paraître. Les deux lèvres qui constituent la membrane hymen ne sont qu'un simple prolongement de la muqueuse vaginale et ressemblent assez bien pour la disposition à la doublure d'un manchon tirée au-dehors, comme l'a fait observer M. Senn, de Genève, dans un petit travail qu'il a publié à ce sujet il y a quelques années; elles sont d'un rose pâle, un peu transparentes, d'une consistance molle, ont enfin tous les attributs des membranes muqueuses chez le fœtus et l'enfant nouveau-né; leur bord libre dirigé en bas vers la vulve est épais, un peu frangé, ordinairement plus long en arrière qu'en avant, et leur base est large, s'implante à tout le pourtour de l'orifice vulvo-utérin jusqu'au méat urinaire où elles laissent parfois un petit intervalle triangulaire pour l'écoulement de l'urine. Si, sur le cadavre, on cherche à introduire l'auriculaire à travers l'ouverture longitudinale qu'elles circonscrivent, ouverture qui semble presque toujours située au milieu du diamètre de la membrane, on est étonné de la facilité avec laquelle il pénètre la plupart du temps sans la déchirer; il ne fait alors que la distendre, l'aplatir, en raison de la mollesse et de l'élasticité des tissus.

Dans les âges suivants. — La conformation de l'hymen, telle que je viens de la décrire, se conserve encore quelque temps après la naissance; mais plus l'enfant avance en âge et plus elle éprouve de changements. On voit peu à peu la membrane devenir profonde, les deux replis dont elle est composée se redresser, perdre leur direction presque verticale pour se rapprocher de l'horizontale, sans cependant que leurs bords libres aient cessé d'être accolés et de présenter encore un peu de la disposition labiale à leur point de contact, bien qu'ils offrent toujours une certaine épaisseur : celle-ci paraît déjà moindre; et ils ne laissent d'intervalle entre eux que lorsqu'on écarte avec assez de force les cuisses et les grandes lèvres de l'enfant. Plus tard enfin ils deviennent tout-à-fait horizontaux, se mettent sur le même plan pour constituer cette surface plane, semblable à un diaphragme, dont la largeur et la forme varient suivant les sujets et qui laisse entre ses bords une ouverture plus ou moins considérable. L'hymen alors a acquis l'apparence que tout le monde lui connaît et sous laquelle on le décrit généralement.

Bien que les époques où il subit ces différentes transformations soient variables et souvent incertaines, on peut dire en thèse générale, que, à la naissance il présente la disposition labiale qui se conserve très-marquée pendant plusieurs mois et même dans quelques cas jusqu'à l'âge de cinq ans (1); que parfois peu après la naissance, parfois même seulement vers l'âge de neuf ans, les replis de la membrane sont à peu près redressés, ses bords accolés, conservant encore deux prolongements labiaux moins prononcés (2); qu'enfin, le plus ordinairement, avant ce dernier âge et rarement dès la deuxième année l'hymen a atteint la direction horizontale (3).

Ces changements dans la direction de l'hymen sont positifs; j'ai bien souvent eu l'occasion de les constater, et du reste madame Boivin et M. Velpeau les indiquent, lorsque

(1) Pl. I, fig. 1, 2.
(2) Pl. I, fig. 3.
(3) Pl. I, fig. 4, 5, 6.

l'un dit (1) : que l'hymen est représenté à la naissance par une duplicature fort lâche et fort épaisse prolongée à la partie postérieure en forme de luette ; et l'autre (2), qu'on peut le comparer pour la forme aux petites lèvres de l'enfant. Ces changements ne sont pas non plus le résultat d'une cause mécanique, d'une direction particulière imprimée aux organes par l'écartement plus ou moins considérable des cuisses et des grandes lèvres pendant l'examen qu'on en fait ; j'ai toujours eu soin de ne produire qu'un écartement modéré, et j'ai remarqué à ce sujet que, en le portant même fort loin, il était presque toujours sans influence sur la direction de la membrane chez les enfants en bas-âge, tandis qu'il occasionnait un véritable redressement chez ceux d'un âge plus avancé.

L'explication physiologique qui peut être donnée de ces divers faits est, je crois, bien simple et assez satisfaisante.

On sait qu'en général le bassin du fœtus et de l'enfant nouveau-né est très-petit, sa hauteur très-peu marquée, et qu'il n'existe aucune différence entre ces dimensions chez l'un et l'autre sexe. Parmi les diamètres horizontaux, les transverses qui mesurent sa largeur sont proportionnellement bien plus rétrécis que les autres, parce qu'en devant la région pubienne se trouve très-étroite, que les deux tubérosités sciatiques sont plus rapprochées l'une de l'autre et que le sacrum peu développé en arrière rapproche aussi davantage les os iliaques ; le diamètre antéro-postérieur, au contraire, paraît plus long. C'est cette étroitesse seule qui, chez les petites filles en bas-âge, resserrant, si je puis m'ex-

(1) Traité des maladies de l'utérus.
(2) Tokologie.

primer ainsi, les parties génitales externes détermine la forme qu'elles affectent. Ainsi, les grandes lèvres se présentent sous la forme de deux bourrelets aplatis fortement dans le sens de leur longueur, plus rapprochés à leur commissure postérieure qu'à l'antérieure où ils laissent voir les nymphes et le clitoris. La membrane hymen qui offre une longueur et une laxité assez considérables se trouve comprimée latéralement, est obligée de se replier comme les feuillets d'un livre qu'on ferme et de prendre une direction perpendiculaire en bas. Dans les âges suivants, le bassin grandit dans toutes ses dimensions. Chez la femme ce développement est plus précoce que chez l'homme, et quelquefois à l'âge de neuf ou dix ans il a acquis chez elle une conformation régulière et propre aux fonctions qu'il est destiné à remplir. Alors les pubis s'élargissent, les trous sous-pubiens deviennent triangulaires, la crête de l'os des îles et les cavités cotyloïdes s'éloignant de plus en plus de l'axe du corps, entraînent avec elles les ischions ; le sacrum prend un accroissement notable en largeur et donne encore plus d'ampleur en arrière aux diamètres transverses de l'excavation et du détroit inférieur. Toutes ces circonstances laissent plus d'étendue et de développement latéraux aux parties molles externes de la génération. Aussi voit-on à mesure que la femme approche de l'âge de puberté, le mont de Vénus se bomber davantage, les grandes lèvres devenir plus larges, s'arrondir, perdre leur forme aplatie, leur commissure antérieure se resserrer tandis que la postérieure semble s'élargir, les petites lévres et le clitoris diminuer de dimension, et l'entrée de la vulve auparavant très-oblongue et rétrécie se dilater transversalement. La membrane hymen tirée dans tous les sens par les parties tant osseuses que molles qui s'éloignent de l'axe du corps se tend davantage, ses replis s'effacent, s'amincissent principalement sur le bord libre; elle devient horizontale; ajoutons à ces causes l'accroissement des grandes lèvres qui agit sur l'hymen en employant en dehors et en bas une partie de la muqueuse vulvaire (1).

Si donc lorsque les parties sont complètement intactes, on trouve de telles différences suivant les âges entre l'étendue et les formes de l'hymen, je crois qu'on doit l'attribuer en grande partie et au développement plus ou moins avancé des parties osseuses et molles, et à la longueur primitive des feuillets de cette membrane qui parfois ne suit pas un accroissement proportionnel avec les autres parties. Et si cette longueur n'était pas tellement variable, on pourrait, de ce qui vient d'être dit, tirer cette conclusion, que moins le bassin est développé chez l'enfant plus l'hymen conserve la disposition labiale, *et vice versâ*. On pourrait trouver aussi une sorte de relation entre l'accroissement des parties molles de la génération, et la forme et la longueur de l'hymen; mais malgré mes efforts pour saisir ces rapports, je n'ai jamais pu y parvenir, parce que les variétés que l'on rencontre sont trop nombreuses et presque insaisissables. Je crois en outre que chez un enfant en bas-âge dont l'hymen est déjà peu prononcé et ne suit pas l'accroissement proportionnel dont j'ai parlé, cet organe peut finir par s'atténuer au point de ne laisser que de faibles traces de son existence, ou même par s'effacer

---

(1) Je viens de retrouver dans Verheyen le passage suivant, qui semblerait indiquer que cet anatomiste admettait des causes analogues de développement : « Ait, corrugationes illas in parvulis, quas » vocant caronculas myrtiformes esse ipsammet membranam corrugatam, quæ in senioribus, expansis per vaginæ dilatationem rugis, » in planum extendatur. »

presque complètement sans qu'aucune cause étrangère soit venue l'altérer ou le détruire. C'est alors que le signe de la virginité physique ne consiste plus que dans l'étroitesse on peut dire *virginale* de l'orifice vulvo-utérin ; c'est probablement aussi dans des cas semblables qu'on a pu croire à la non-existence de l'hymen; car, pour ma part, je suis entièrement convaincu que cette absence totale, sans cause antérieure, est un état tout-à-fait *anormal.*

Formes. — J'ai déjà dit quelles étaient les différentes formes et dispositions d'hymen dont les anatomistes avaient donné les descriptions et les figures. Suivant mes observations, lorsque par les progrès de l'âge cette membrane est devenue horizontale, la forme la plus commune qu'elle conserve et qui se rencontre dans la très-grande majorité des cas est la forme semi-lunaire (1). Ordinairement les angles du croissant viennent se perdre en avant sur les parties latérales du vestibule; je les ai vu aussi se prolonger assez fréquemment jusqu'au méat urinaire et former de chacun de ses côtés une sorte de valvule ou appendice charnu qui se reportait en arrière. Cette disposition que l'on retrouvera à la planche I, figure 5, semble être un rudiment de la forme circulaire.

Cette dernière ne s'est offerte que deux fois à mon observation chez un enfant de six ans et chez une jeune fille de treize. L'ouverture était à peu près médiane et assez étroite. Je crois que cette conformation bien prononcée est assez rare, et que dans la plupart des cas le cercle n'est pas tout-à-fait complet, ce que j'ai eu maintes fois occasion de constater. On a vu cependant que chez les jeunes sujets

(1) Pl. I, fig. 4, 5.

l'ouverture de l'hymen se présentait comme une petite fente oblongue située au centre plutôt qu'aux extrémités du diamètre de la membrane. D'où vient donc que cette disposition, qui semblerait devoir donner naissance à la forme circulaire ne se conserve pas plus souvent dans un âge avancé? Cela provient, sans doute, de ce que la partie qui avoisine le vestible a plus de part dans le développement latéral que celle qui est située près la commissure postérieure. Ruysch et Meckel pensaient au contraire, et l'on ne sait trop pourquoi, que la forme circulaire de l'hymen devait succéder à la semi-lunaire aux approches de la puberté.

Il est presque inutile de dire que c'est la largeur de la membrane semi-lunaire qui détermine la forme et la grandeur de l'ouverture circonscrite par ses bords; plus cette largeur sera considérable et plus nécessairement l'ouverture sera petite et réciproquement. Chez une jeune fille de dix-sept ans, je l'ai vue permettant à peine l'introduction d'une plume d'oie; mon père l'a rencontrée presque aussi resserrée sur une personne de trente-cinq ans. Je l'ai trouvée chez plusieurs jeunes filles et chez une demoiselle de cinquante ans, assez large pour recevoir certainement un membre viril de dimension petite sans lèsion de la membrane. Entre ces extrêmes, on comprend qu'il doit exister des variétés infinies dépendant de plusieurs causes que nous examinerons plus loin et dont j'ai fait pressentir quelques-unes.

Structure. — Sous le rapport de la structure, formée comme on sait par une duplicature de la muqueuse vulvo-utérine, l'hymen m'a présenté une épaisseur très-variable dans son étendue; sa base ou son point d'insertion est toujours un peu évasé et son bord libre ou flottant est plus ou moins mince, fragile et présente des franges plus prononcées dans les premiers temps de la vie qu'à la puberté, époque après laquelle elles semblent cependant reparaître, peut-être à cause de la laxité qu'acquiert la membrane chez certains individus, soit par une disposition naturelle, soit par suite d'habitudes vicieuses, soit par l'effet de l'évacuation menstruelle. J'ai observé qu'en général, chez les jeunes enfants, l'hymen avait une épaisseur assez grande qui diminuait à mesure qu'ils avançaient en âge ou que la membrane devenait horizontale, qu'ainsi le plus souvent, et terme moyen à compter de la troisième année, elle devenait très-mince, très-fragile; mais chez des filles de dix-sept, dix-huit ans et au-delà, je l'ai rencontrée plus épaisse, plus résistante, et elle l'était encore davantage chez quelques vieilles filles, telle que celle de cinquante ans que j'ai citée plus haut. La croyance publique a néanmoins beaucoup exagéré la densité de l'hymen chez les vieilles femmes; il m'est arrivé, en effet, dans trois circonstances de le trouver très-facile à déchirer avec le doigt. En un mot, cette membrane pour sa consistance comme pour sa couleur, participe aux différentes transformations que subit la muqueuse des parties génitales, laquelle perd avec l'âge de sa finesse, de sa ténuité, pour devenir plus dense et se rapprocher des caractères de la surface cutanée. Il paraît aussi qu'elle peut, comme certains organes de la génération, éprouver une sorte d'hypertrophie; car M. Pinel-Granchamp m'a cité le fait d'une femme mariée depuis deux ans, chez laquelle il trouva encore un hymen très-développé qui rendait l'orifice vaginal de plus en plus étroit et le rapprochement sexuel fort difficile. Une incision cruciale et un pansement méthodique remédièrent à cette incommodité. On rencontre quelquefois dans l'épaisseur de la membrane des fibres musculaires entrecroisées que M. Velpeau compare à celles de l'utérus; mais j'avoue que je n'ai jamais pu les voir bien distinctement. Assez souvent enfin, certaines parties de l'hymen paraissent plus épaisses, plus denses, j'en ferai connaître l'origine et la nature en parlant des connexions de l'hymen avec les plicatures vaginales.

On peut conclure de tout ce qui vient d'être dit, que :

1° L'hymen existe toujours et d'une manière sensible dans les derniers mois de la vie intrà-utérine et chez les enfants en bas âge.

2° Son absence totale peut être considérée comme une anomalie.

3° Aux époques dont il vient d'être question, l'hymen se présente, dans la très-grande majorité des cas, sous la forme d'une membrane repliée dans le sens de sa largeur, dont les deux feuillets sont accolés dans une direction perpendiculaire et semblent un simple prolongement de la muqueuse.

4° A mesure qu'on approche de la puberté, cette direction se perd et devient horizontale.

5° L'âge où ce changement a lieu est très-variable et paraît dépendre principalement de la longueur de la membrane et du développement plus ou moins précoce du bassin en général.

6° Il est aisé d'expliquer par ce mécanisme, comment quelquefois l'hymen semble diminuer d'étendue ou même s'atténuer sans qu'aucune cause extérieure y ait contribué.

7° La forme que j'ai trouvée le plus communément à l'hymen, est la semi-lunaire; puis, celle qui présente quelques rudiments de la circulaire, et enfin, mais plus rarement, la circulaire elle-même.

8° La structure de l'hymen est beaucoup plus molle, plus flexible, ses bords sont plus mousses, son épaisseur et sa longueur *proportionnellement* plus grandes dans les premiers temps de la vie extrà-utérine qu'à tout autre âge.

Je vais maintenant aborder une question qui touche de plus près à la médecine légale, je veux parler des causes de destruction de la membrane hymen.

Les médecins légistes considèrent comme pouvant produire cette destruction, outre le coït, les courses à cheval lorsqu'on monte en cavalier, les sauts, les coups, les chutes, l'écartement subit des cuisses, les efforts de la première menstruation, les caillots de sang accumulés dans le vagin et se faisant jour au-dehors, les ulcères, les caustiques, les flueurs blanches, les descentes de l'utérus, du vagin, les lotions répétées avec des liquides relâchants, l'introduction accidentelle ou nécessaire de corps étrangers, de pessaires, de spéculums, la masturbation, etc., etc., il faut y ajouter l'habitude condamnable qu'ont beaucoup de personnes, de laver les enfants en introduisant sans précaution le linge ou l'éponge entre les lèvres de la vulve. Toutes ces causes agissent non-seulement en raison de leur intensité, mais encore de leur fréquence, de l'espace de temps et des circonstances dans lesquelles elles ont lieu. Pour ne parler, par exemple, que des corps étrangers, ceux qui seront introduits dans le vagin d'une manière violente, énergique, brusque, instantanée, occasionneront certainement et dans tous les cas la déchirure plus ou moins profonde de la membrane, mais toujours relativement à la largeur, à la fragilité de celle-ci et au volume de ceux-la. Si, au contraire, le corps n'est pas trop gros et que par une action douce et souvent répétée il accoutume pour ainsi dire les parties à sa présence, il finira par leur donner plus d'ampleur sans produire de rupture ou de lésion bien appréciable ; c'est ce qui arrive le plus souvent chez les personnes qui se livrent à la masturbation. A plus forte raison le même effet pourra-t-il être produit lorsqu'une personne, avec des parties génitales déjà larges, aura la muqueuse vaginale fortement humectée par des mucosités, des flueurs blanches, les menstrues, un écoulement quelconque, propre à lui donner une plus grande laxité.

Pour m'assurer du degré de résistance de l'hymen aux différents âges, j'ai opéré sur le cadavre des déflorations artificielles au moyen de corps étrangers proportionnés à l'âge des sujets, et j'ai remarqué que le plus ordinairement, chez les enfants en bas âge, la membrane ne se rompait pas, n'était que refoulée, aplatie, étendue; chez ceux d'un âge plus avancé, chez les adultes, la déchirure était facile, très-sensible, donnait même parfois encore quelques gouttes de sang; beaucoup plus rarement il ne se faisait aucune rupture; la membrane se laissait distendre et refouler comme dans les premiers temps de la vie. Je sais bien que ces expériences, sur lesquelles je n'insiste pas davantage, sont loin d'être concluantes, puisqu'il faut y tenir compte du défaut de contractilité, et de la laxité qu'acquièrent les parties après la mort; néanmoins on peut voir des preuves positives de la résistance de l'hymen sur la femme vivante, dans les faits assez nombreux rapportés par Riolan, Fabricius, Mauriceau, Ruysch, Méckel, Walter, J. Wier, S. Pineau, de personnes devenues enceintes, et même éprouvant un commencement de travail sans que la défloration eût été accomplie, et chez lesquelles on fut obligé d'inciser la membrane encore existante, afin de livrer passage au fœtus. Gavard (1) parle d'une jeune fille de treize ans, « qui, dit-il, avait pris la maladie vénérienne dans un » lieu public, et qu'il trouva décorée du signe physique de » la virginité. » Mon confrère, le docteur Petit, a vu il y quelques années, à l'hôpital du Midi, une jeune fille de dix-sept ans, qui était atteinte de syphilis et grosse de plusieurs mois, bien qu'elle eût encore un hymen intact et très-prononcé.

Ce que j'ai dit plus haut de l'introduction des corps étrangers et de la masturbation, peut donc s'appliquer d'une manière tout aussi exacte à l'intromission du membre viril pendant l'acte conjugal. L'entier accomplissement de cet acte n'est pas nécessaire, je le sais, pour que le virus syphilitique soit communiqué, et l'on a prétendu qu'il n'était pas indispensable pour que la conception eût lieu; mais pourtant il paraît certain que dans bien des cas la cohabitation a été complète; et les auteurs, pour donner une explication de ce qui se passe alors, ont accordé beaucoup d'importance à la menstruation. Sev. Pineau, entre autres, rapporte deux observations où l'on voit que l'hymen a pu s'amollir, s'humecter sous l'influence de cet état, et prêter assez pour admettre facilement le membre viril sans se rompre, et où passé ce temps, il reprit sa force contractile, et ne put plus souffrir aucun effort sans déchirure, sans effusion de sang, sans produire enfin les signes d'une défloration entière. (C'est même à ce sujet qu'il raconte d'une manière fort naïve et fort plaisante l'histoire de ce mari qui éprouvant beaucoup de peine à entrer par là où il avait passé d'abord sans gêne, s'imagina que le pucelage ne venait aux femmes,

(1) Ouvrage cité, p. 513.

que lorsqu'elles étaient mariées.) — Teichmeier et Brendel, qui ont profité de ces observations, pensent que cela peut avoir lieu toutes les fois que l'ouverture laissée par la membrane est assez grande pour recevoir un membre fort petit, ou que le coït ayant lieu immédiatement après l'excrétion menstruelle, l'hymen de forme semi-lunaire cède et s'applique aux parois internes du vagin, sans éprouver de rupture. M. Velpeau croit aussi qu'il pourra résister s'il est épais, musculeux et élastique.

Quant à ce qui est de l'espèce d'effacement graduel, dont j'ai parlé, et dont Hieronyme Mercurialis et de Haller, lui-même, admettent fort bien la possibilité, j'ai eu l'occasion de visiter quatre femmes qui avaient eu ou avaient encore de fréquents rapports avec leurs maris, et qui portaient malgré cela, à l'entrée du vagin, un repli falciforme peu large, il est vrai, mais qui représentait assez bien l'hymen, et en était à coup sûr un vestige bien conservé; j'ai rencontré la même disposition chez deux filles, dont à vrai dire, la moralité m'était inconnue (1). Un de mes amis, M. Dequevauvillers, a observé trois cas semblables sur des femmes qui certainement s'étaient livrées plus d'une fois aux plaisirs de l'amour, et le docteur Roux, mon collègue à la Société médicale, a rencontré ce resserrement de l'orifice vaginal chez un grand nombre de vieilles femmes du midi, resserrement qui, au premier abord, présente l'aspect de l'hymen, et est, suivant lui, le résultat d'une hypertrophie, commune dans les provinces méridionales. Mais chez les personnes jeunes, on doit supposer qu'outre la laxité particulière de la membrane, et la petitesse du

(1) Pl. I, fig. 7.

membre viril, le peu d'énergie et la rareté des premiers embrassements, laissent aux parties le temps de se dilater, et qu'alors aussi la douleur et l'effusion du sang doivent manquer. Telles sont du moins les suppositions les plus rationnelles qu'on peut faire à cet égard, et cependant j'ai visité une personne chez laquelle les restes de l'hymen offraient les caractères que je viens d'indiquer, et qui m'a avoué que, mariée très jeune à un mari vigoureux et bien constitué, le premier congrès avait été fort douloureux pour elle, et avait donné lieu à une hémorrhagie qu'on s'était vu contraint d'arrêter par des moyens chirurgicaux.

Il existe donc deux circonstances où l'on retrouve l'hymen ou son apparence après le coït : dans l'une, qui doit être très-rare, il est conservé dans toute son intégrité, bien qu'on ait des preuves certaines de cohabitation ; dans l'autre, il s'est laissé seulement affaisser, refouler de manière à présenter encore quelques-unes de ses formes ; d'un autre côté, l'on sait que le voile de la virginité peut se trouver détruit, ou du moins n'être que fort peu prononcé chez de jeunes personnes pures et à l'abri de tout reproche, circonstances embarrassantes qui doivent rendre très-circonspect, et exigent une certaine expérience et le plus scrupuleux examen.

Il faut néanmoins observer dans une question de viol, que, à part les signes de violence, les contusions et toutes les autres preuves qu'il est indispensable d'invoquer, l'hymen, lui-même, peut fournir des signes particuliers et très-positifs qui méritent la plus grande attention.

Il peut se présenter sous trois aspects différents :

1° Lorsqu'il y a eu tentative de viol sur une personne du sexe féminin, si cette personne était bien conformée, si elle offrait un hymen suffisamment prononcé, si elle se trouvait hors le temps de l'écoulement menstruel, si elle avait opposé une vive résistance, et si, d'une autre part, l'homme vigoureux et bien constitué avait usé de violence, on rencontrera sans aucun doute des traces très-évidentes de défloration, pourvu toutefois que ce soit peu de temps après la consommation de l'acte; car il suffit que trois ou quatre jours se soient écoulés, pour que ces traces deviennent beaucoup plus difficiles à constater; on pourra trouver alors des lambeaux de la membrane cicatrisée, et qui offriront déjà la plupart des caractères des caroncules myrtiformes, mais qui n'auront pas encore acquis cette forme conique et cet aspect lisse sur lesquels j'insisterai plus loin. Il faudra savoir aussi distinguer les cas où une maladie aura imprimé aux parties un aspect et une coloration qui, au premier abord, pourraient en imposer pour une déchirure ou une contusion récente.

2° Lorsque le viol a été commis sur une personne dont l'ouverture hyménale était large, qui se trouvait à l'époque des règles, ou avait un écoulement muqueux abondant, et surtout lorsque le membre viril n'était pas volumineux, l'hymen peut avoir conservé sa forme, ou du moins la reprendre plus tard; dans cette circonstance qui doit être rare, il n'y a pas de traces de rupture sensible, pas de caroncules, et si l'on n'a égard qu'à l'état d'intégrité de la membrane, il est très-difficile d'affirmer que le crime a été consommé.

3° Le troisième cas est celui où le viol entièrement consommé n'a produit qu'une défloration incomplète, où il reste une sorte d'hymen; mais alors il n'offre pas les mêmes caractères que dans l'état d'intégrité, il est rare d'abord qu'on ne distingue pas quelques vestiges de caroncules, et même lorsqu'il n'en existe aucun, les bords libres de la membrane au lieu d'être tranchants et fragiles comme chez les vierges, sont au contraire mousses, vont en s'élargissant plus promptement vers la circonférence, ne semblent plus en un mot qu'un repli superficiel de la muqueuse.

On ne peut se dissimuler, malgré toute l'attention qu'on doit apporter dans un examen de cette nature, qu'il ne soit souvent fort difficile et même impossible de discerner la vérité, puisque nous avons vu que les dispositions indiquées plus haut, pouvaient exister sans être le résultat de tentatives criminelles, et provenir aussi d'une conformation primitive ou d'une cause toute accidentelle.

CARONCULES HYMÉNALES.

Les caroncules myrtiformes, qui ont été prises par certains auteurs (S. Pineau, etc.), pour le signe même de la virginité, et qui, suivant d'autres (Habicot, Tollberg, Belloc), constituent parfois à elles seules la membrane hymen, sont ces petits corps charnus, qu'on ne peut pas plus comparer, pour la forme, à des feuilles de myrtes, qu'à des végétations, et qui se rencontrent à l'entrée du vagin chez la plupart des femmes qui ont usé des plaisirs de l'amour (1). Plusieurs anatomistes, au contraire, prétendent qu'on les trouve même avant la défloration; ainsi Cassebohm en fait des organes indépendants de l'hymen; et Haller, Marjolin et d'autres, pensent qu'ils existent en même temps et au-dessus de lui. Nous avons vu Mauriceau, Portal, etc, etc., avancer que les caroncules se trouvaient dans l'épaisseur

(1) Morgagni, Riolan, Munnickins, Winslow, etc.

même de cette membrane, et qu'elles ne faisaient que se disjoindre lors des premières approches. La plupart des modernes, tels que Caldani, Bichat, Boyer, H. et J. Cloquet, Flourens, Cruveilhier, etc., etc., s'accordent à regarder leur formation comme consécutive à la défloration, et pensent qu'elles ne sont autre chose que les lambeaux de l'hymen déchiré par une cause quelconque.

Bien que plusieurs des opinions qui viennent d'être énumérées, semblent contradictoires, et le résultat d'une erreur dans la manière d'observer des anatomistes, toutes pourtant se rapprochent de la vérité. M. Velpeau (1) a semblé vouloir les concilier, en disant : « Que des quatre caroncules que l'on rencontre habituellement à l'entrée du canal vulvo-utérin, et qui correspondent aux quatre extrémités des diamètres vertical et transverse, l'antérieure et la postérieure appartiennent aux colonnes du vagin, et existent par conséquent chez les vierges, tandis que les autres sont les débris de l'hymen, et ne doivent se rencontrer qu'après le coït. » Caldani avait déjà dit, avant lui, que quelques-unes des caroncules correspondaient à ces colonnes.

S'il m'est permis d'ajouter mes recherches à celles d'autorités si justement recommandables, je crois pouvoir donner une explication différente sur certains points, et fondée sur l'examen anatomique.

Connexions de l'hymen et des caroncules avec les plicatures vaginales. — Lorsque chez une personne vierge on saisit l'hymen entre le pouce et l'index, et qu'on parcourt toute son étendue, il arrive souvent de rencontrer dans son épaisseur des parties plus consistantes, plus dures et donnant

(1) Traité d'accouchement.

même la sensation d'une espèce de saillie à sa face supérieure, ce qui a lieu le plus ordinairement vers la partie postérieure, à l'endroit qui correspond à la terminaison de la colonne du vagin, et assez souvent vers les parties latérales. Or, si l'on exécute sur le cadavre les coupes que l'on trouve représentées à la planche 2, fig. 1, 2, 3, 4, 6, 8, afin de voir les diverses connexions de la membrane hymen, avec les rides de la muqueuse et les colonnes du vagin, voici ce qu'on remarque :

Généralement la disposition des plicatures vaginales offre une sorte de régularité, surtout aux deux extrémités du diamètre pubio-coccygien ; la colonne postérieure se termine le plus souvent par un repli charnu et consistant, quelquefois unique, souvent divisé en deux prolongements, qui ne s'arrêtent pas toujours au lieu d'insertion de l'hymen, mais se continuent sur sa face supérieure, et doublent ainsi quelques points de son étendue (1). Le même arrangement et les mêmes divisions se voient à l'extrémité de la colonne antérieure du vagin, très-fréquemment aussi divisée en deux prolongements, qui concourent à former ces vacuoles désignées par les auteurs sous les noms de lacunes et de ventricules, et enfin l'extrémité inférieure des plicatures latérales de la muqueuse constitue des saillies semblables et irrégulières au-dessus de l'hymen dont elles augmentent l'épaisseur. Ce sont ces plicatures, qui, je pense, ont fait croire que les caroncules existaient primitivement dans l'épaisseur de l'hymen, ou bien qu'elles existaient conjointement avec lui et au-dessus, et ce qui explique pourquoi certains anatomistes ont voulu leur assigner un nombre et

---

(1) Ce fait a été noté par M. Orfila (*Méd. lég.*).

une situation constants et déterminés. Mais quoique ces rides offrent parfois l'aspect de crètes résistantes et assez prononcées, il faut observer que ce ne sont jamais de véritables caroncules ou caroncules hyménales, dénomination qui ne devrait convenir, suivant moi, qu'aux tubercules charnus formés par les débris de la membrane hymen (1).

Il n'en est pas moins vrai que lors de l'introduction du membre viril ou d'un corps étranger, la rupture de l'hymen doit se faire sur les points les plus faibles, ou sur ceux qui sont les premiers exposés à la distension; ces points sont variables pour leur siége et leur nombre, suivant l'étendue de la membrane, sa forme, sa résistance, *l'existence ou l'absence et la situation des plicatures vaginales* qui la renforcent, suivant enfin la nature des causes agissantes. Il se peut aussi, comme le croit M. Al. Devergie, que la déchirure s'opère dans les sinuosités du rebord libre de l'hymen; enfin on doit admettre que par une disposition particulière, il y ait formation de caroncules sans déchirure préalable de la muqueuse, c'est-à-dire que celle-ci, cédant sur certains de ses points, sans se rompre, les autres restent saillants et sous formes de tubercules charnus.

On peut donc assigner aux véritables caroncules, résultat de la rupture de l'hymen, des caractères spéciaux qui servent à les faire distinguer. En effet, on les trouve *toujours à l'endroit même où cette membrane existait*, et suivant sa disposition, elles sont rangées d'une manière différente sur un ou plusieurs côtés du canal vulvo-utérin, mais toujours *elles sont situées sur le même plan*; on aperçoit même assez souvent dans les intervalles qui les separent, de petits sillons

(1) Je renvoie aux planches pour une explication plus étendue.

ou des replis muqueux qui semblent les unir entre elles, et compléter ainsi l'ancienne trace du repli virginal.

S'il est vrai que les caroncules se rencontrent aux mêmes lieux qu'occupait ce dernier organe, on doit en conclure d'après ce que nous avons dit de ses formes les plus communes, qu'elles seront beaucoup plus souvent disposées en demi-cercle à la partie postérieure, que sur les autres côtés, ce qui pourtant n'a pas lieu chez un grand nombre de sujets, où on ne les distingue que latéralement, tandis qu'à peine en voit-on des vestiges, ou même n'en existe-t-il aucun vers la fourchette. C'est sur ce fait anatomique que se fondait Haller, pour regarder les caroncules comme indépendantes de l'hymen, et situées au-dessus de lui. Mais d'abord si on ne trouve assez souvent aucune trace des caroncules en arrière, c'est que la dilatation du vagin est dans tous les cas, beaucoup plus considérable en ce sens, à cause du peu de résistance des parties molles; et tout le monde sait qu'à la suite d'accouchements ou de dilatations de quelque nature qu'elles soient, les caroncules finissent par s'effacer. En outre, quand bien même cette raison ne suffirait pas, n'est-il pas évident que l'effort portant de préférence sur l'endroit le plus faible et le plus exposé de la membrane, lequel souvent aussi est le plus large, la déchirure doit avoir lieu sur la partie médiane, suivant le grand diamètre de son segment de cercle, et froisser à un moindre degré les parties latérales.

Mais ordinairement et surtout chez les personnes qui n'ont pas eu ou ont eu peu d'accouchements, on trouve suivant ce que nous avons dit précédemment, des caroncules postérieures, latérales et antérieures; ces dernières sont, ou les extrémités atténuées du demi-cercle membraneux, restées presque intactes (1), ou des appendices continus postérieurement aux valvules du méat urinaire (2), ou bien les restes de l'hymen, lorsqu'il est circulaire. Les latérales se composent de quelques débris de l'hymen, renforcés par des rides du vagin. Les postérieures (3) résultent des mêmes débris qui font corps avec l'extrémité inférieure des plicatures postérieures. Du reste, sous le rapport de la disposition, les caroncules offrent des variétés assez nombreuses; je les ai vues régner circulairement et sur la majeure partie de l'orifice vulvo-utérin, n'exister aussi que sur un seul de ses côtés en forme de croissant; je les ai vues n'offrir que fort peu de divisions, ne sembler enfin que l'hymen divisé sur un ou deux de ses côtés. M. Dequevauviller a trouvé chez une femme mariée, une membrane véritable, percée à son centre d'un trou de deux à trois lignes de diamètre, et fendue haut et bas jusqu'aux limites du vagin. Parfois on ne retrouve que de très-faibles traces de caroncules, bien qu'il n'y ait eu ni accouchements antérieurs nombreux, ni dilatations forcées. Du reste, les dessins que j'ai pu recueillir, feront mieux comprendre les principales variétés que de longues et fatigantes descriptions.

J'ai dit que lorsqu'il se rencontrait entre les caroncules, un certain intervalle, elles se trouvaient, pour ainsi dire, liées par de petits sillons ou des brides (4), mais souvent elles sont tout-à-fait isolées, plus rarement très-pressées les unes contre les autres, de manière à reproduire une sorte

---

(1) Pl. I, fig, 8, 10

(2) Pl, II, fig. 5, 6.

(3) Pl. I, fig. 8, 9, 10.

(4) Pl. I, fig. 9.

de membrane. La personne que j'ai citée plus haut a vu une disposition de ce genre, fort remarquable; les caroncules rangées en demi-cercle, étaient contiguës, empiétaient un peu l'une sur l'autre, et semblaient comme imbriquées.

Il est impossible de fixer le nombre des caroncules, et d'admettre, par exemple, avec Mauriceau et Portal, qu'il y en a toujours quatre. Ce nombre doit varier suivant une foule de circonstances, telles que l'étendue de l'hymen, sa forme, son épaisseur, sa fragilité, sa résistance, son élasticité, sa tension, sa laxité, le mode d'effort qu'il a supporté, etc., etc. Il peut être différent aussi suivant l'âge du sujet, les maladies ou accouchements antérieurs; car il est évident que chez une jeune personne qui vient d'être déflorée, il sera plus considérable que chez celle qui use depuis long-temps des plaisirs de l'amour, ou chez laquelle des ulcérations, une inflammation violente, l'introduction fréquente de spéculums, etc., etc., ont contribué à effacer plusieurs, ou même la totalité des caroncules.

On peut en dire autant des formes qu'elles affectent et qui varient suivant les mêmes circonstances presque impossibles à apprécier pour chaque individu. Il est cependant un certain nombre de ces formes dont elles ne s'écartent guère, et qui servent encore à les faire distinguer des autres productions charnues (1). La plus commune est celle de *végétations* ou *tubercules* un peu arrondis et plus ou moins saillants. Vient ensuite celle en *crêtes de coq*, qui se rencontre surtout ou lorsque plusieurs caroncules sont réunies, pressées l'une contre l'autre,, ou lorsqu'elles avoisinent le méat urinaire, ou lorsque l'hymen a été déchiré en lambeaux larges; puis

(1) Voir les planches.

celle en *petites langues*, plus ou moins coniques et un peu tranchantes à leur sommet; rarement ces sortes de langues sont très-allongées, et alors on n'en trouve qu'une ou deux. Quelquefois enfin, les caroncules se montrent sous la forme de petits polypes supportés par un pédicule. Tous ces corps charnus peuvent changer de forme, non-seulement sous l'influence des causes ci-dessus énoncées, mais d'un état morbide qui leur fait éprouver une véritable végétation, et oblige à porter sur eux l'instrument tranchant ou les caustiques. Mais on doit remarquer qu'à l'état normal, leur surface est lisse, polie, et ne présente de rugosités, de traces bien évidentes de cicatrices, que chez les personnes nouvellement déflorées; alors, en effet, ils n'ont pas tout-à-fait acquis l'aspect commun aux caroncules, et leur couleur plus vermeille, plus sanglante que celle des parties voisines, dont elles reprennent bien vite la teinte, indique une déchirure ou une violence récente.

Quoique la direction des caroncules soit variable après la défloration, leur extrémité libre est en général tournée vers la vulve, direction qui peut changer par suite de déchirures ou de distentions consécutives, comme on en voit un exemple sur cette femme qui avait éprouvé un commencement de rupture du périnée (pl. 1, fig. 10)

Si j'ai cru devoir m'appesantir autant sur ces détails anatomiques, c'est que je les estime nécessaires pour savoir distinguer dans un examen médico-légal, les véritables caroncules hyménales des productions morbides ou non, qui se trouvent quelquefois à l'entrée du vagin. Tels sont, par exemple, ces tubercules ou plicatures qui forment la terminaison des colonnes et des rides du canal, et que j'ai décrites plus haut; ces appendices, que Boyer et M. Marjolin désignent du nom de caroncules supérieures, ont souvent été prises à un examen inattentif pour les caroncules elles-mêmes, quoiqu'elles n'en offrent que peu l'apparence, et qu'elles soient toujours situées au-dessus de l'insertion de l'hymen (1); tels sont certains petits polypes, certaines végétations ou excroissances qui naissent sur la partie interne des grandes et petites lèvres et sur la muqueuse vulvo-utérine. Leur situation, sur une ligne différente de celle de l'hymen, leurs formes particulières, leur structure, leur couleur, leur aspect enfin, serviront à les faire distinguer.

Pour terminer et conclure, nous dirons donc que :

1° La terminaison inférieure des colonnes et rides du vagin concourt à former l'hymen et à le renforcer sur plusieurs points de son étendue.

2° Lorsque la déchirure de cette membrane s'opère, elle a lieu sur les points les moins résistants, ou les premiers exposés à la distention. Ces points varient pour le siége et le nombre, suivant l'étendue de l'hymen, sa forme, sa résistance, l'*existence ou l'absence et la situation des plicatures vaginales* qui la doublent, suivant enfin la nature des causes agissantes, etc., etc.

3° Les véritables caroncules hyménales sont le résultat de cette déchirure, et n'existent qu'au lieu qu'occupait l'hymen, c'est-à-dire sur une ligne représentant son ancienne insertion.

4° Cette situation des caroncules et ensuite leur forme et leur aspect qui varient suivant beaucoup de circonstances, mais ont cependant des caractères particuliers et bien tran-

(1) Pl. I, fig. 10.

chés, servent à les faire distinguer des autres productions charnues qui peuvent se rencontrer aux mêmes parties.

Dans une expertise médico-légale, l'examen des caroncules ne peut fournir des signes d'une certaine valeur, que dans une seule circonstance :

Le viol, avec défloration récente et complète chez une vierge, permet de constater la présence des débris de l'hymen irrégulièrement conformés, flétris, semblables à des lambeaux de membrane muqueuse, d'un rouge sanglant; examinés un peu plus tard, ces lambeaux reprennent la couleur et l'aspect des parties voisines, offrent la trace de petites cicatrices, deviennent plus consistants, puis finissent par acquérir cet aspect lisse, poli, tous les caractères qui sont propres aux caroncules hyménales, et que nous avons décrits plus haut.

Il est très-rare, au contraire, que l'on puisse tirer quelques signes particuliers des caroncules dans le cas de viol, chez une personne déjà déflorée, puisqu'elles n'offriront que la rougeur et les traces de contusions communes à elles et à l'orifice vulvaire; encore faudrait-il que les efforts aient été violents et les organes des deux individus disproportionnés.

Il n'existera pas de caroncules, proprement dites, dans une défloration incomplète où l'hymen déchiré seulement sur une faible partie de son étendue pourra conserver encore la plupart de ses caractères; on ne trouvera même aucun de ces corps charnus dans le cas de dilatation graduelle dont il a été question dans la première partie.

Il faudra surtout se garder de confondre les productions charnues, accidentelles ou non, et les plicatures supérieures du vagin, avec les débris de l'hymen devenus caroncules, en ayant égard aux dispositions que j'ai indiquées. Cette erreur aurait des conséquences graves, que l'on doit facilement pressentir, et sur lesquelles il est inutile d'insister davantage.

De ce que chez une personne on rencontrera des caroncules à la place de l'hymen, pourra-t-on conclure que ce dernier organe a été détruit par le coït ou l'introduction d'un corps quelconque dans le vagin? Oui certainement, dans la très-grande majorité des cas; on devra néanmoins se rappeler que Belloc, Tollberg et d'autres affirment avoir vu les caroncules exister primitivement et sans cause antécédente chez des fœtus et des personnes adultes, faits exceptionnels qui doivent être très-rares (si toutefois ils sont bien exacts), et dans lesquels les parties doivent offrir un caractère de régularité et d'intégrité particulières qui servent sans doute à les faire distinguer.

J'ai dit au contraire en parlant de l'hymen, que, de ce que chez une personne on ne trouvait ni déchirure de l'hymen, ni caroncules, on ne pouvait en conclure rigoureusement qu'elle ne s'était jamais livrée à un homme, qu'elle était vierge enfin dans toute l'acception du mot. Heureusement pour les médecins-légistes, des cas semblables ne se rencontrent que fort rarement; il était cependant nécessaire de les indiquer ici, afin d'apporter dans les recherches juridiques de cette nature, la plus grande attention, et surtout la plus grande réserve.

BIBLIOGRAPHIE.

1re Section. — *Auteurs qui n'admettent pas l'existence de l'hymen.*

Oribasius, Collectaneorum artis medicæ liber anatomicus; Paris, 1556.

Soranus d'Éphèse, περὶ μητράς και γυναικεῖν αἰδοῖν, Paris, 1554.

G. Rolfink, Methodus partium generationi dicatarum cognoscendi fabricam; Jenæ, 1664.

Ant. Ulm, Uterus muliebris; Bononiæ, 1601.

Tigeon, Antimœologia, etc.; Londini, 1564.

Amb. Paré, OEuvres complètes. Livre de la Génération; Paris, 1628.

Varole, Anatomia, lib. iv.

Colombus, lib. ii.

Du Laurens, Historia anatomiæ, lib. vii.

R. De Graaf, Anatomia; Lugduni Batavorum, 1677. (De organis gen.)

Bidloo, Anatomia corporis humani; Amstelodami, 1695.

Palfyn, Description des parties de la femme; Leyde, 1708.

Dionis, OEuvres de chirurgie; Paris, 1782.

Lamotte, l'Art des accouchements; Paris, 1728.

Devaux, De l'Art de faire des rapports.

L. Vassée, C. Stephanus, A. Riverius, Levasseur, G. Lamy, Bohn, Aman, Melli, Buffon, etc., etc.

IIe Section. — *Auteurs qui admettent l'existence de l'hymen.*

J. Carpensis (qui prétend que les anciens connaissaient l'hymen.)

Falloppe, Opera omnia genuina, etc.; Francofurti, 1606.

Kynaloch, De hominis procreatione carmen; Paris, 1596.

J. Capivaccio, Liber de virginitatis tam masculæ quam femellæ notis; Francofurti, 1603.

H. Fab. Ab Aquapendente, opera chirurgica, pars i, cap. 82; Lugd. Batav., 1723.

Hier. Mercurialis, De hominis generatione; Venet. 1597.

Fabrice de Hilden, Observat. et Epistolarum; Agentorati, 1713.

Gregor. Horst, Epistolarum, lib. iv, 1628.

Fr. Plazzoni, De partium generat. mulierum, lib. ii, Patav., 1621.

Mundini mundinus. Disputationes; Tarvis, 1609.

Achillinus, Annotationes in Mundinum, p. 4.

A. Vésale, De humani corporis fabrica, lib. v, p. 654; Basileæ, 1612.

J. Wier, De præstigiis dæmonum, lib. ii, cap, 38.

Dominicus Panaroli, Quintus Iatrologismus.

P. Zacchias, Institutiones medico-legales; Venetiæ, 1630.

Joh. Van Horne, Prodromus partium genitalium in utroque sexu; Leyde, 1668.

Duverney, In philos. transactionibus, n° 26.

Swancmerdam; Miraculum naturæ, prod. de part. genitalibus, etc.

Mauriceau, Maladies des femmes enceintes; Paris, 1685.

Muralto, Eph. d'Allemagne, kinder und hebammen büchlein; Basel, 1697.

Diemerbroek, de Generatione hominis.

Schelhammerus. De partibus generationi dicatis earumque usu. Dobel; Kiel, 1702.

A. Brendel, Disputationes; Wittemberg, 1703, 1734, etc., etc.

Morgagni, Adversaria anatomica, i.

A. Vater; Prog. de hymene; Wittemberg; 1727,

Kulm, Descript. fœtus monstros. appendix; Gedan, 1724.

M. Schurig, Parthenologia, historia medica, hoc est virginitatis consideratio; Dresde et Leipsig, 1797.

Ruysch, Anatomie des organes génitaux.

J. F. Casseboum, In tractatuum anatomen, vi, 1730.

H. F. Teichmeier, De generatione, disputatio; Ienæ, 1736.

Brendel, In Teichmeierii institutionibus med. leg., prælectiones, édit P.-J. Mayer; Hanov. 1789, pag. 91, § 3.

J. J. Huber, De hymenæ et vaginæ rugis; Gotting, 1742. (Planches. Il décrit des variétés d'hymen, et les 4 colonnes du vagin.)

Tabarrani, Observationes.

Jani Planci, Breve storia di Catarina Vizzani; Venet, 1744. (Il décrit l'hymen chez la femme adulte.)

Kannegieser, De virginitatis lesæ et integræ signis; Kiel, 1758, in-4°.

Corn. Schlichting, Syphilidos mnemosyno-criticon; Amstel. 1746.

Th. Bartholin, Observationum centur. 5, histor. 43.

G. FRANCKENAU, Collectio observat. de hymene; Heidelberg, 1673.

A. SPIGEL, De formatione fœtus; Francoforti, 1631.

ACHILLINUS, Annotationes in Mundinum, p. 4.

SEVERIN PINEAU, De notis integritatis et corruptionis virginum, et de partu naturali; Paris, 1797.

B. EUSTACHI, Planches anatomiques, expliquées par Andreas Maximin; Romæ, 1773, pl. XIV, XV.

JOH. RIOLAN, Anthropographia, liber. II.

MELCHIOR SEBIZ, De notis virginitatis; Argentor, 1692.

G. VERRHEYEN, Anatomes.

HEISTER. (De membranæ hymenæ, anatomen.)

ALBINUS, De hymene in annotationibus acad., Leyde, 1742.

MARCHETTIS, In philosophicis transactionibus.

GOERING, De hymene; Altdorf, 1745.

TOLLBERG; De varietate hymenum, 1799.

HECKER, Respond. C. H. Lelius, de Virginitate; Erfurt, 1792.

CL. KALTSCHMIED, Disp. de virginitate; Ienæ, 1750.

OSIANDER, Abhandlung über die Scheidenklupp, dans ses Denkwürdigkeiten fur die Geburthsulfe, t. II, cah. 1, p. 1.

SMELLIE, Traité théorique et pratique d'accouchements.

MILLOT, Supplément à tous les traités d'accouchements.

BENIVENI, De abditis morborum causis, cap. 28.

HILDAN, Observationum centur, 5, histor. 43.

CLEMENTINI, Quæstionum, 15, de consanguinitate.

HENRICUS A MUNNICKINS, Observatio, 13.

PH. PEU, l'Art des accouchements; Paris, 1694.

WINSLOW, Anatomie, pag. 582, 1732.

DE HALLER, Opera minima, t. II, tab. IV.

GAVARD, Traité de splanchnologie, p. 513; Paris.

BELLOC, Médecine légale; Paris, an IX.

CALDANI, Icones anatomicæ, pl. CXXXIII.

MASCAGNI, Icones, VII, fig. 20.

MECKEL, Anatomie, t. III, p. 614.

SABATIER, Médecine opératoire, t. I; Paris, 1796.

PORTAL, Anatomie médicale, t. V, pag. 479; Paris, 1817.

Idem. — Table chronologique, pour servir à l'Histoire de la chirurgie, etc., etc.

Boyer, Traité d'anatomie, t. iv, pag. 554; Paris.

Antomarchi, Planches d'anatomie, pl. xlviii.

Cuvier, Anatomie comparée, t. v, pag. 120.

Foderé, Médecine légale, t. iv, page 332.

Hipp. et J. Cloquet, Traité d'anatomie descriptive.

Orfila, Médecine légale, t. 1.

Mme Boivin et Ant. Dugès, Traité des maladies de l'utérus, t. i, pag. 51; Paris.

Flourens, Cours sur la génération, 1836.

Velpeau, Tokologie, ou Traité d'accouchements, t. i.

Alph. Devergie, Médecine légale théoriq. et prat., t. 1, 1836.

Les autres auteurs qui ont parlé de l'hymen, et dont nous ne pouvons donner les titres d'ouvrages, sont les suivants :

Vigo, Bonaccioli, Fernel, Catti, Pincicerus, Bauhin, Gendry, Lesserus. Habicot, Astruc, Santorini, J. Bian, G. Rœderer, Zerbus, Higmore, Fabricius, Backer, Merrimann, Chamberlain, Fryer, Denmann, Desault, Viardel, Mayer, Schenck, Senn, de Genève, etc., etc.

EXTRAIT

D'UN RAPPORT SUR LE MÉMOIRE PRÉCÉDENT,

Lu à la Société de médecine de Paris,

Au nom d'une commission

COMPOSÉE DE MM. A. BÉRARD, DUPARCQUE ET A. DEVERGIE,

Rapporteur.

Le travail de ce jeune médecin est une monographie sur une bien minime partie du corps de la femme, qui mérite d'autant plus de fixer l'attention que c'est sur elle que se portent les regards du médecin légiste lorsqu'il est appelé à éclairer la justice sur le fait de savoir si dans l'acte du viol la défloration a été ou n'a pas été accomplie.

« Vous le savez, l'hymen fut long-temps considéré par les anatomistes plutôt comme un appendice que comme un organe. Son existence était par beaucoup d'entre eux envisagée comme accidentelle et son absence comme fréquente. Des observations postérieures plus exactes démontrèrent que l'hymen existait constamment, mais on admettait qu'avec l'âge il n'était pas rare de le voir s'effacer ou se transformer en ce que l'on a appelé des caroncules myrtiformes. Votre rapporteur, un des premiers, a nettement formulé sa pensée, née de l'observation d'un grand nombre d'enfants à divers âges par cette phrase de son *Traité de médecine légale :* L'hymen est une partie naturelle et non accidentelle des organes de la génération, il prend comme eux un accroissement proportionnel à celui qu'il avait à son origine; son absence constitue une monstruosité, une véritable agénésie.

» Cette divergence d'opinion d'un si grand nombre d'auteurs qui ont écrit sur ce sujet a frappé l'attention de M. Devilliers, et l'occasion fréquente qu'il a eue de visiter des personnes du sexe féminin d'âges différents n'a pas tardé à lui faire voir des dispositions anatomiques ou qui n'avaient pas été décrites, ou qui se trouvaient désignées isolément dans certains ouvrages sans présenter ces caractères d'ensemble si nécessaires à une description anatomique exacte. Non content d'observer, M. Devilliers a voulu reproduire par ses propres pinceaux les diverses modifications de forme qu'il rencontrait, et c'est ainsi qu'il a su imprimer à ses descriptions le cachet d'une exactitude scrupuleuse. »

Dans une première partie, M. Devilliers fait l'historique des connaissances des anciens et des modernes sur l'hymen, puis il arrive aux faits résultant de sa propre observation. Il considère l'hymen comme formant chez l'enfant à la naissance une membrane proportionnellement plus développée qu'à tout autre âge de la vie et constituant deux replis latéraux qui se touchent par leur bord libre; il attribue ce changement de direction à l'état du bassin à la naissance et à son développement dans les âges suivants. « Si nous admettons cette explication qui nous paraît être une induction rationnelle tirée de l'état du bassin à divers âges de la vie, nous ne saurions nous ranger à l'opinion suivante de M. Devilliers qui pense que, chez un enfant en bas-âge dont l'hymen est déjà peu prononcé et ne suit pas un accroissement proportionnel avec les autres parties, cet organe peut finir par s'atténuer au point de ne laisser que de faibles traces de son existence, et même de s'effacer presque complètement, sans qu'aucune cause étrangère soit venue l'altérer ou le détruire. » L'auteur ajoute : « C'est alors que le signe physique de la virginité n'existe plus que dans l'étroitesse virginale de l'orifice vulvo-utérin; c'est probablement aussi dans des cas semblables qu'on a pu croire à la non existence de l'hymen; car pour ma part je suis entièrement convaincu que cette absence totale sans cause antérieure est un état tout-à-fait anormal. »

Le rapporteur croit, au contraire, que non-seulement l'hymen s'accroît en proportion des autres organes sexuels, mais encore que cet accroissement a très-souvent lieu dans un rapport plus grand. S'il est des cas dans lesquels on a douté de son existence, cela tient, ou à ce qu'on ne savait pas le reconnaître, ce qui pour le dire en passant est très-commun, ou bien à ce que l'hymen ne constituait qu'une sorte de ruban mince très-étroit, disposition que M. A. Devergie a vue une seule fois sur une fille de dix-sept ans. « Personne, je crois, ajoute le rapporteur, ne contestera ce fait d'observation que si à la naissance et dans les premières années de la vie, le bord libre de l'hymen est ondulé, il n'est cependant pas mamelonné et tuberculeux ; qu'il n'acquiert cet état que par les progrès de l'âge et au fur et à mesure que la jeune fille se rapproche de la puberté ; donc l'accroissement de l'hymen en épaisseur comme en largeur avec l'âge est un fait général d'observation. » Cet accroissement persiste encore très souvent après la déchirure de la membrane et il n'est pas rare de le voir chez les filles publiques. Cette atrophie répugne au raisonnement, et M. Devilliers lui-même a remarqué que dans le bas-âge l'hymen avait une épaisseur assez grande, laquelle diminue beaucoup à un âge plus avancé, et qu'il redevenait souvent plus épais, plus résistant vers la dix-septième ou dix-huitième année.

« M. Devilliers énumère ensuite d'une manière succincte les divers formes que peut affecter l'hymen, et sur lesquelles les auteurs ont en général plus insisté, puis il arrive à sa structure, et c'est là, il faut le dire, le point important de son travail, dont l'exposé se lie nécessairement, comme on va le voir, à l'histoire des caroncules hyménales qui constitue la seconde partie de son mémoire,

Les auteurs ont émis des opinions tout aussi variées sur les caroncules myrtiformes que sur l'hymen. Les uns ont admis leur existence indépendante de l'hymen ; d'autres les ont exclusivement considérées comme des débris de cette membrane ; enfin, il en est qui ont admis deux sortes de caroncules : 1° Celles qui terminent les colonnes antérieures et postérieures du vagin ; 2° celles qui placées latéralement résultent de la déchirure de l'hymen. M. Devilliers s'élève d'abord avec raison contre l'épithète de myrtiformes donnée aux caroncules, puis il expose ensuite leur formation et démontre que ce sont les extrémités des plicatures vaginales qui concourent à former l'hymen en s'épanouissant a sa surface et dont la disposition détermine en grande partie celle des caroncules hyménales qui sont les seules véritablement existantes.

M. Devergie avait déjà signalé la présence des mamelons dans l'épaisseur de l'hymen, « mais, dit ce médecin, ce qu'on ignorait, c'est la part que prennent les colonnes du vagin à leur formation et c'est ce que M. Devilliers a fait connaître. Nous avons dû vérifier ce point de fait et nous pouvons affirmer qu'il est parfaitement exact. Quand on enlève avec soin la membrane muqueuse du vagin, il est facile de voir le trajet de ces épaississements qui se dessine non-seulement au toucher, mais encore à la vue en plaçant l'hymen entre l'œil et la lumière. »

Il n'existerait donc pas de caroncules autres que celles formées par les débris membraneux de l'hymen, et ce qu'on aurait pris pour des caroncules ne serait autre chose que l'extrémité antérieure des plicatures de la muqueuse vaginale qui aurait pris avec l'âge quelque accroissement. C'est là un point de fait important et que M. Devilliers a le premier bien déterminé. Il permettra à l'avenir de ne plus commettre d'erreur à l'égard de certains états naturels que l'on a pris pour des états morbides; tel est le cas des excroissances. D'une autre part, les caroncules n'étant plus que des débris de l'hymen, elles devront toujours exister à la place que cette membrane occupe, elles en dessineront le trajet, et on ne sera plus porté à les confondre avec des productions de nature vénérienne. »

M. Devilliers décrit ensuite avec soin les différences de

forme, de densité, etc., des caroncules. Puis il passe aux applications médico-légales. Il reconnaît que tout effort brusque peut amener la rupture de l'hymen, que l'introduction lente de certains corps peut avoir lieu sans déchirure; mais, de plus, il pense que le coït peut s'accomplir sans qu'elle s'opère nécessairement. Il eût peut-être fallu restreindre ce cas à celui où l'hymen peu développé offre la disposition rubanée; car ce résultat est impossible lorsque l'hymen est semi-lunaire ou mamelonné, à moins d'une extrême disproportion entre les organes génitaux chez les deux sexes.

« C'est assez dire que votre rapporteur ne saurait partager l'opinion de M. Devilliers dans la majeure partie des inductions qu'il a tiré de l'hymen dans certaines conditions données, en tant qu'elles se rapportent à la constatation du viol. »

« Il n'en saurait être de même à l'égard des inductions relatives aux caroncules hyménales, toutes à l'exception de la dernière qui se rapporte au sujet que nous venons de traiter, nous paraissent très-logiques. »

« En résumé, le travail de M. Devilliers est le fruit de recherches éclairées, consciencieuses et neuves. Ces recherches ont mis en lumière plusieurs points de la science qui étaient l'objet de doutes pour beaucoup de médecins. Vos commissaires vous proposent d'adresser à M. Devilliers des remercîments au nom de la Société, et de renvoyer son mémoire au comité de publication.

EXPLICATION DES PLANCHES.

PLANCHE I.

Hymens chez les jeunes enfants.

Fig. I. — Conformation la plus ordinaire chez les enfants nouveau-nés. Les parties sont vues les cuisses étant très-écartées. A. Clitoris. BB. Petites lèvres. CC. Grandes lèvres. D. La membrane hymen offrant la disposition labiale, elle fait saillie vers la vulve, et son ouverture est très-rétrécie et allongée d'avant en arrière.

Fig. II. — Autre hymen labial chez un nouveau-né. Il offre un prolongement postérieur A., recourbé en forme de capuchon.

Hymens à un âge plus avancé et à la puberté.

Fig. III. — Hymen chez un enfant de 6 à 7 ans. On voit qu'il a conservé encore la disposition labiale, cependant les deux lèvres commencent à être moins saillantes, et tendent à s'écarter et à devenir plus horizontales. (Cet enfant était peu développé pour son âge.)

Fig. IV. — Hymen chez un autre enfant de 7 ans. Il est devenu tout-à-fait horizontal, ses lèvres se sont écartées. Il a acquis enfin la forme généralement connue, la semi-lunaire.

Fig. V. — Hymen chez une jeune fille de 17 ans. Il a la forme semi-lunaire, mais les deux appendices AA., qu'il présente antérieurement, et qui concourent à former les valvules du méat urinaire, semblent rapprocher sa forme de la circulaire. Ici l'ouverture hyménale est très étroite.

Fig. VI. — Hymen circulaire chez un enfant de 6 ans 1/2. L'ouverture comme dans presque tous les cas de cette nature, est plus rapprochée de la commissure antérieure que de la postérieure.

Fig. VII. — Femme de 24 à 25 ans, déflorée et ayant eu un enfant. L'hymen ici n'a dû être qu'émoussé, aplati ; son repli semble exister encore en grande partie ; il n'y a pas de caroncules hyménales, et l'entrée du vagin est assez étroite par le fait de cette disposition.

Caroncules hyménales.

Fig. VIII. — Orifice vulvo-utérin, avec des caroncules qui offrent une disposition très-régulière chez une femme de 50 ans. AA. Les antérieurs ont la forme de crètes, et prennent naissance de chaque côté du méat urinaire. (Disposition fréquente. BB. Les latérales ressemblent à des languettes, et se continuent avec les plicatures latérales de la muqueuse CC., les postérieures ayant la même forme, se continuent avec une bifurcation de la colonne postérieure du vagin.

Fig. IX. — Coupe de l'orifice vaginal. A. Petite lèvre gauche très-écartée. B. Le clitoris incisé en partie et rejeté un peu à droite, avec la nymphe du même côté. CCCC. Section médiane du vestibule et du méat urinaire, écartée à droite et à gauche. DD. Caroncules antérieures divisées. EE. Caroncules latérales en forme de tubercules avec des sillons et des saillies de la muqueuse qui semblent les réunir entre elles. F. Petite caroncule tuberculeuse à l'extrémité inférieure de la colonne postérieure du vagin. GG. Commissure postérieure des lèvres fortement écartées par des érignes.

Fig. X. — AA. Caroncules en crètes près le méat. BB. Caroncules latérales en langues. C. Caroncule postérieure, saillante, tuberculeuse et perpendiculaire à l'orifice vulvaire; il existe à côté d'elle et sur la ligne médiane un sillon profond, trace d'une distention violente, opérée par un accouchement, circonstance qui a déterminé la forme et la direction de cette caroncule. D. Extrémité inférieure de la colonne postérieure du vagin, divisée en trois petites plicatures supérieures à l'insertion des caroncules.

PLANCHE II.

Connexions des plicatures et colonnes du vagin avec la membrane hymen.

Fig. 1. — Coupe en dessus chez un enfant de 4 ans. AA. Tissu cellulaire des grandes lèvres. B. Colonne et rides antérieures du vagin. CC. Rides et plicatures latérales. D. Colonne et plicatures postérieures. EE. Place de la vessie. Au centre de la figure, le point le plus obscur est l'ouverture hyménale.

Fig. II. — (Enfant de 2 ans.) Le vagin est incisé le long de sa paroi postérieure et étendu horizontalement. A, Commissure antérieure et clitoris déprimés par l'aiguille qui les maintient. BB. Grandes lèvres écartées et maintenues. CC. Nymphes. D. Saillie que forment le méat urinaire et ses valvules tirées latéralement. EE. Section de la commissure postérieure et membrane hymen, qui reçoit les insertions des plicatures vaginales antérieures. FFFF.

Fig. III. — Enfant de 3 ans. La section est faite sur le clitoris, les nymphes et la commissure antérieure. BBBBBB. Les grandes lèvres AA. sont maintenues écartées. C. L'hymen développé et ses connexions avec les plicatures et la colonne vaginale postérieures et latérales. DDDD.

Fig IV. — Enfant de 8 ans. Section latérale du vagin dans toute sa longueur. AAA. Grandes lèvres. II. Commissure antérieure et postérieure. BB. Clitoris et nymphes. CCCC. Section du tissu cellulaire des grandes lèvres, des aponévroses et muscles du petit bassin. D. Membrane hymen développée ; on voit la manière dont elle est unie aux colonnes et plicatures antérieures. E. Aux colonnes et plicatures postérieures. F. Aux plicatures latérales. G. H. Cul-de-sac utéro-vaginal et insertion du col utérin.

Fig. V. — Jeune fille de 17 à 18 ans. Hymen horizontal, semi-lunaire, offrant en A. des appendices près le méat urinaire; les bords sont frangés, minces, l'ouverture est petite, admet l'auriculaire sans difficulté, la membrane est un peu épaisse, et l'on sent un repli à la partie postérieure et sur la ligne médiane de la face supérieure.

Fig. VI. — Chez le même sujet, une incision a été pratiquée de chaque côté sur les petites lèvres et la membrane, laquelle a été tirée un peu au-dehors en haut et en bas, afin de montrer les connexions des rides et colonnes du vagin, avec sa face supérieure. BB. Les deux lambeaux antérieurs de l'hymen, réunis à une bifurcation de la colonne antérieure. CC. Incision latérale des petites lèvres et de l'hymen. D. Les replis inférieurs de la colonne postérieure du vagin, dont un donnait lieu à un tubercule très-sensible sur la face supérieure de l'hymen, et faisait croire à la présence d'une caroncule supérieure. E. Cavité du conduit vulvo-utérin.

Fig. VII. — Hymen horizontal chez une jeune fille de 18 ans. Les nymphes et grandes lèvres sont très écartées, ce qui donne aussi plus de largeur à l'ouverture hyménale, qui est irrégulière. Les bords de la membrane sont un peu dirigés vers la vulve, ils sont tranchants, mais l'épaisseur de l'hymen est assez considérable, il est tuberculeux et mamelonné, ce qui provient de ses connexions avec les rides vaginales, ce qu'on peut voir dans la fig. suivante.

Fig. VIII. — Chez le même sujet, les nymphes AA. sont divisées près le clitoris. BB. La fourchette et la partie postérieure de l'hymen sont incisés. CC. L'hymen se trouve tiré fortement en dehors pour laisser voir ses connexions avec les plicatures vaginales. DD. Antérieurement l'hymen semble prendre naissance de ces plicatures mêmes, ce qui lui donne souvent l'aspect presque circulaire.

Fig IX. — Elle montre les petites lèvres tirées fortement en dehors. AA. Les caroncules antérieures sont sous forme de crètes. BB. Les latérales droites sous celle de végétations. CC. Les gauches ressemblent à des crètes, et sont continues inférieurement avec la postérieure. D. qui est fort large, pendante et termine la colonne postérieure du vagin, dont une plicature parcourt sa face supérieure. E. Petit lipôme sur la face interne d'une des nymphes. FF. Saillies antérieure et postérieure dans la cavité du vagin, qui ne sont autre chose que ses colonnes souvent très-développées chez les personnes âgées.

PLANCHE III.

Fig. I. — Jeune fille de 23 ans. Hymen horizontal épais, il offre sur toute son étendue des tubercules très-marqués qui semblent rétrécir son ouverture, laquelle s'élargit cependant sans se déchirer par une sorte de déplissement.

Fig. II. — Chez le même sujet, le vagin est ouvert dans toute sa longueur sur sa paroi latérale droite. La muqueuse offre des plicatures nombreuses et fortes dans sa moitié inférieure ; celles qui concourent à former l'hymen surtout sont remarquables par leur épaisseur, et cette membrane est assez mince dans leurs intervalles.

Fig. III. — Chez cette enfant de 12 à 13 ans, l'hymen se présente sous la forme d'un ruban très-mince et très étroit, occupant les trois quarts de l'orifice vaginal qui est par conséquent très-large. Les rides vaginales sont très-peu développées, et la colonne postérieure seule assez saillante se termine en bas sur l'hymen par un petit tubercule qui simule une caroncule ; à un examen peu attentif, on aurait cru ici que l'hymen n'existait pas.

Fig. IV. — Jeune femme de 26 ans, chez laquelle l'hymen s'est déchiré aux deux extrémités de sa longueur, laissant subsister des caroncules en forme de crètes, qui ferment presque l'orifice vulvo-utérin. La caroncule postérieure est très-saillante et correspond à une forte plicature vaginale. Cette femme n'a jamais conçu.

Fig. V. — Hymen semi-lunaire, à bords minces et tranchants, chez une fille de 50 ans. Il existe des plicatures assez saillantes et se rapprochant un peu de la forme des caroncules au-dessus de la membrane, vers sa partie antérieure et le méat urinaire. Ce sont les extrémités de la colonne antérieure.

Fig. VI. — Hymen avec un appendice à sa partie postérieure chez un fœtus de 4 mois. Madame Boivin dit avoir rencontré cette particularité, et avoir été obligée de retrancher la portion trop saillante à la naissance.

Figures tirées de différentes iconographies.

Fig. VII, d'Albinus. — Hymen chez un enfant à terme.

Fig. VIII, de Degraaf. — Hymen ou plutôt muqueuse vaginale plissée, et resserrant, suivant l'auteur, l'orifice vulvo-utérin, chez un enfant nouveau-né.

Fig. IX, du même. — Semblable disposition chez une enfant de 6 ans.

PLANCHE IV.

Fig. I, de Haller. — Enfant de quelques semaines.

Fig. II, du même. — Hymen falciforme chez une fille de 14 ans.

Fig. III, du même. — Hymen à colonne médiane et ouvertures latérales.

Fig. IV, de Santorini. — Hymen chez une jeune fille.

Fig. V, de Tollberg. — Hymen semi-lunaire et lacunes muqueuses.

Fig. VI, de Mauriceau. — Les quatre caroncules myrtiformes réunies par des membranes qui, suivant lui, constituent l'hymen.

Fig. VII, de Mascagni. — Hymen chez une jeune fille non encore développée.

Fig. VIII, de Jules Cloquet. — Fille vierge de 18 ans.

Fig. IX, du même. — Fille de 3 ans. Hymen circulaire.

Fig. X, du même. — Fille de 9 ans. Hymen semi-lunaire.

Fig. XI, du même. — Fille de 7 ans. Hymen à bande médiane et à ouvertures latérales.

Fig. XII, du même. — Fille de 10 ans. Hymen à bande transversale passant au-devant du méat urinaire. Opérée à Saint-Louis.

N. B. J'ai omis à dessein de reproduire ici les figures d'hymens semi-lunaires données par beaucoup d'auteurs; cette forme est trop connue pour qu'il soit besoin d'insister sur elle.

NOTES ET OBSERVATIONS NOUVELLES.

Depuis la lecture du rapport qui a été fait sur ce mémoire à la Société de médecine du département par un médecin légiste dont le savoir et la capacité sont bien reconnus, et dont l'indulgente approbation a contribué d'une manière si flatteuse à encourager mes efforts, j'ai continué mes recherches sur l'hymen, afin d'éclaircir, s'il était possible, certains points en contradiction avec les opinions de personnes beaucoup plus expérimentées que moi, et afin de fortifier aussi quelques-unes de mes opinions personnelles; c'est ce qui m'a engagé à ajouter ici des notes et des observations nouvelles.

Page 6, *ligne* 2. Ce qui pourrait servir à prouver que l'hymen était bien connu, même dans les temps les plus obscurs du moyen-âge, c'est, au rapport de Vésale, cette coutume que dans certains pays les matrones avaient adoptée de détruire la membrane hymen chez les nouveau-nés par la brutale introduction du doigt, de même que dans d'autres contrées on coupe le prépuce de l'homme, on perce le nez, on aplatit le front des enfants, etc., etc.

Page 6, *ligne* 20. M. le docteur Lélut m'a affirmé que, pendant le long séjour qu'il a fait à l'hospice des Enfants-Trouvés, il a eu maintes fois l'occasion d'examiner les parties génitales des petites filles, et que toujours il a rencontré l'hymen.

Pendant long-temps on crut que cet attribut de la virginité était une marque distinctive réservée à l'espèce humaine; mais M. Duvernoy, le premier, et G. Cuvier ont démontré son existence ou son analogue chez beaucoup de mammifères, tels que la jument, l'ânesse, l'ourse brune, l'hyène, la loutre, la chienne, le ouistiti, le marikina, le coaïta; chez des ruminants, le daman, le lamantin, etc., etc.

Page 8, *ligne* 6. Mon confrère le docteur Marye s'est vu obligé d'inciser l'hymen formant une cloison complète chez une jeune fille arrivée à l'âge de puberté, et qui présentait tous les symptômes d'une rétention de règles. Mon père a trouvé la même disposition chez deux enfants nouveau-nés.

Page 9, *ligne* 20. Outre les 150 observations sur l'hymen que j'avais notées lors de la présentation de ce mémoire, j'ai eu depuis l'occasion d'en recueillir un grand nombre d'autres qui ne font que confirmer tout ce que j'ai dit relativement aux formes de l'hymen à la naissance et aux transformations qu'il subit jusqu'à la puberté.

Pag. 15 *et suivantes*, *lig.* 21. *Je crois en outre*, *etc.* M. A. Devergie s'est élevé contre les opinions que renferme cette partie de mon mémoire, parce qu'il pense que l'hymen s'accroît, non-seulement dans la même proportion que les autres parties des organes sexuels, mais aussi très-souvent dans un rapport plus grand, et qu'ainsi, loin de s'effacer, cette membrane ne peut acquérir que plus d'étendue. Il ajoute que, si à la naissance et dans les premières années de la vie le bord libre de l'hymen est ondulé, il ne devient mamelonné et tuberculeux que par les progrès de l'âge, qu'ainsi il croît en épaisseur comme en largeur.

Même en laissant les faits tels que je les avais écrits, il ne répugne pas, ce me semble, au raisonnement d'admettre chez certains individus une disposition congéniale, anormale si l'on veut, qui produise une sorte d'arrêt de développement dans une membrane si délicate et quelquefois si peu fournie de vaisseaux nourriciers, et empêche qu'elle ne suive un accroissement proportionnel avec les autres organes, ce qui du reste a lieu pour d'autres parties du corps. Mais je me plais à avouer qu'il s'est glissé dans mes observations une erreur ou un oubli que je vais rétablir par l'explication suivante. — Tout le monde peut se convaincre qu'à la naissance et dans le bas-âge les enfants présentent un hymen perpendiculaire, long, frangé et épais ; en le disséquant, on voit que la muqueuse vaginale qui le forme offre des rides qui, quoique bien marquées, sont ténues, molles et flexibles, et ne font qu'épaissir et franger la membrane sans la rendre tuberculeuse. Plus tard, lorsqu'elle est horizontale, elle devient dans la très-grande majorité des cas plus fragile, plus mince, plus tendue et moins frangée, parce que la croissance de l'enfant étant plus active, mais l'utérus et le vagin restant encore dans l'inaction et ne se développant pas dans une proportion égale avec les autres parties du bassin, les rides vaginales sont moins saillantes et moins épaisses. A la puberté, et surtout après cet âge, on remarque en effet chez beaucoup d'individus, et non pas chez tous sans exception, que la membrane devient un peu plus longue, plus épaisse, mamelonnée, comme l'indique M. A. Devergie ; c'est qu'alors l'ensemble des organes génitaux s'est développé d'une manière sensible, un afflux général s'est fait vers eux, l'utérus a acquis un certain volume, et les rides vaginales sont devenues plus marquées, plus épaisses dans toute leur étendue. Ces alternatives d'épaississement et d'amincissement apparents ne dépendent donc que de la disposition et de la croissance qu'acquièrent à certaines époques les parties qui concourent à la formation de l'hymen, telles que la muqueuse et les rides vaginales, car ce sont véritablement elles qui donnent à l'hymen son développement, ses franges, ses mamelons, et ce n'est pas comme je l'avais dit l'influence de l'évacuation menstruelle, les habitudes vicieuses, etc., etc. Si on veut se convaincre de ce que j'avance, qu'on examine à la planche III, fig. 1 et 2, le développement excessif des plicatures vaginales et de l'hymen de cette jeune fille de 23 ans, et qu'on le compare avec le peu d'étendue de l'hymen, la faiblesse des rides vaginales de cette enfant de 12 ans, dont on voit

I

Planche 1re

Revue Médicale Cahier de Mai, 1840.

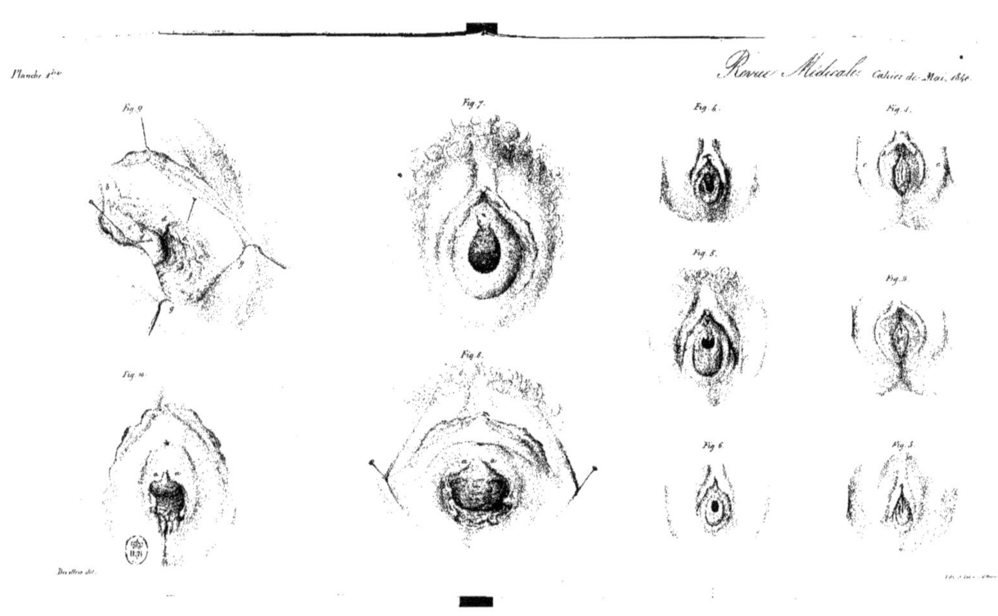

Devilliers del.

Pl

Fig. 4.

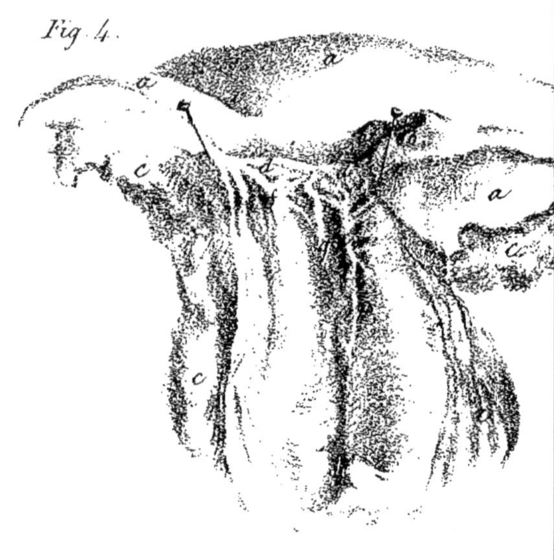

F. 5.

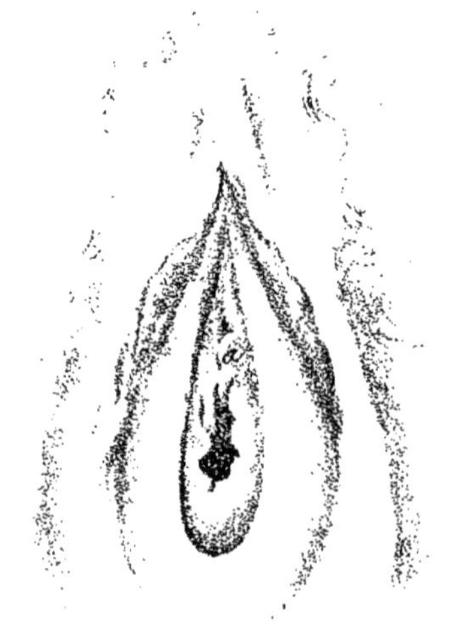

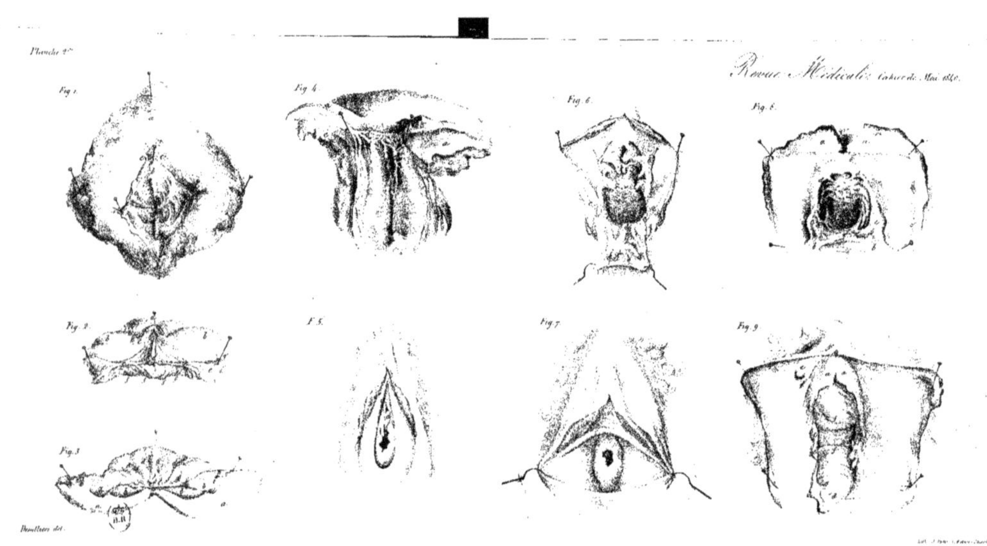
Planche 2e
Revue Médicale Cahier de Mai 1840.
Fig. 1.
Fig. 2.
Fig. 3.
Fig. 4.
F. 5.
Fig. 6.
Fig. 7.
Fig. 8.
Fig. 9.

3

Pl

Fi

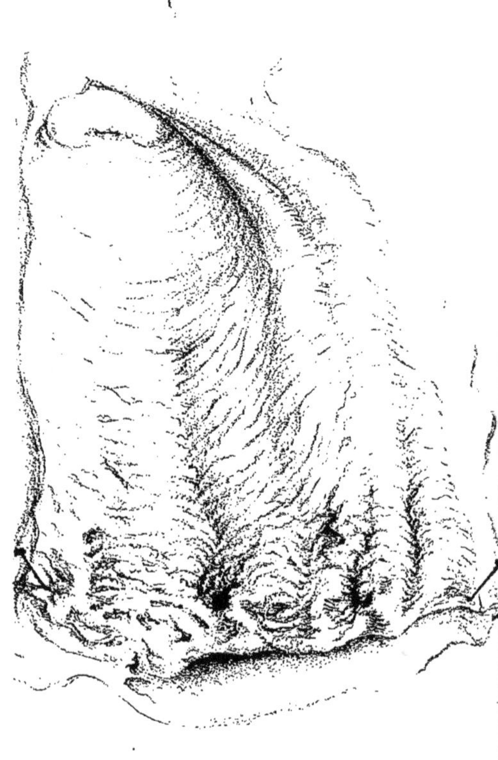

ig. 6.

Fig. 7.

D

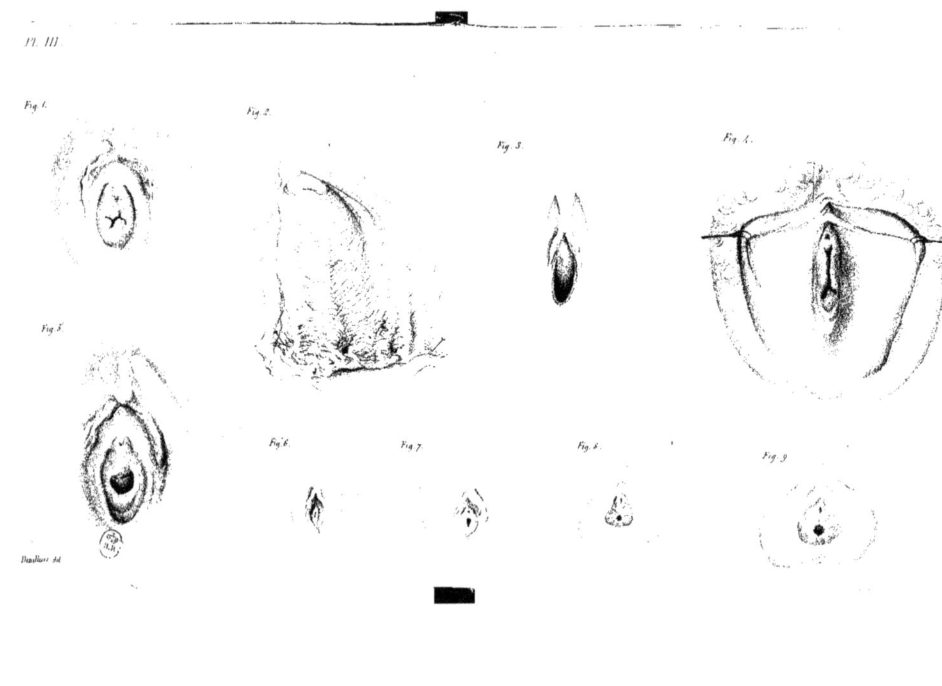
Pl. III.
Fig. 1.
Fig. 2.
Fig. 3.
Fig. 4.
Fig. 5.
Fig. 6.
Fig. 7.
Fig. 8.
Fig. 9.

P

Fig. 3.

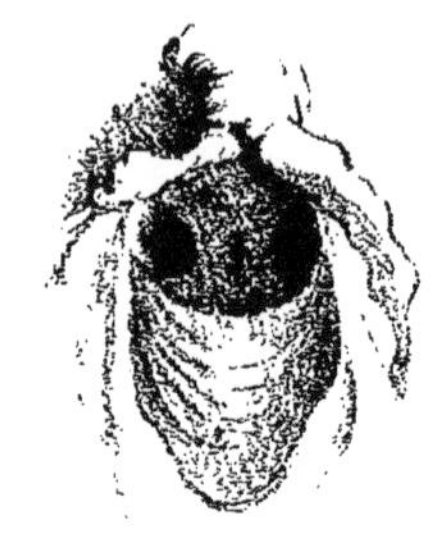

Fig. 9.

Fi

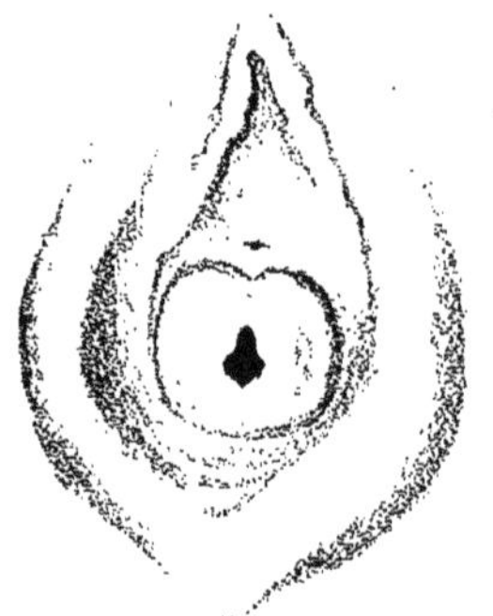

Dev

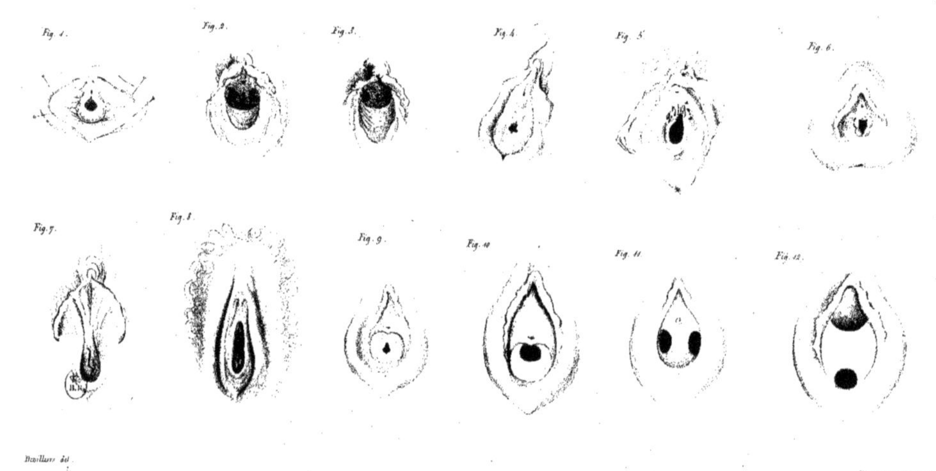
Pl. IV.
Fig. 1.
Fig. 2.
Fig. 3.
Fig. 4.
Fig. 5.
Fig. 6.
Fig. 7.
Fig. 8.
Fig. 9.
Fig. 10.
Fig. 11.
Fig. 12.

www.ingramcontent.com/pod-product-compliance
Ingram Content Group UK Ltd.
Pitfield, Milton Keynes, MK11 3LW, UK
UKHW021621260726
13965UKWH00007B/1397

9 782013 070645